PERSPECTIVAS PARA UNA REVOLUCIÓN CONCEPTUAL EN PSIQUIATRÍA

Dr. RAFAEL J. SALIN-PASCUAL

Profesor Titular Tiempo Completo Nivel C
Departamento de Psiquiatría y Salud Mental
Facultad de Medicina
Universidad Nacional Autónoma de México

Académico Numerario
Academia Nacional de Medicina (México)

Presidente Fundador
Academia Mexicana de Psiquiatría y Salud
Mental A.C.

Académico
Academia Mexicana de Ciencias.

ISBN: 9781692989170
Imprint: Independently published
Amazon.com 2019
Dr. Rafael J. Salín-Pascual

PERSPECTIVAS PARA UNA REVOLUCIÓN CONCEPTUAL EN PSIQUIATRÍA

Dr. RAFAEL J. SALIN-PASCUAL

Profesor Titular Tiempo Completo Nivel C
Departamento de Psiquiatría y Salud Mental
Facultad de Medicina
Universidad Nacional Autónoma de México

Académico Numerario
Academia Nacional de Medicina (México)

Presidente Fundador
Academia Mexicana de Psiquiatría y Salud
Mental A.C.

Académico
Academia Mexicana de Ciencias.

2019

Tabla de contenido

Mi especialidad es peculiar en muchos sentidos. Se encarga del funcionamiento corporal que coordina un órgano en particular, el cerebro, pero que no está aislado dentro de ese conjunto de órganos y sistemas, ya que a su vez, es beneficiario privilegiado de esas mismas funciones que regula: niveles de glucosa, temperatura, oxígeno, estado ácido-base (también llamado pH), y además, el psiquiatra se encarga de observar la interacción de esa persona, con su entorno social, de dos más miembros de la familia o comunidad, utilizando para todo lo anterior, el mismo órgano que estudia, esto es su propio cerebro.

Lo anterior, puede sonar como un lugar común, y sin embargo, pocas veces se toma en cuenta. Una de las funciones que utilizamos los seres humanos, y muchos animales también, es la expectativa. Esto es predecir en función a una serie de eventos, algo, que esperamos que ocurra. La meteorología, la predicción del tiempo fue mucho tiempo una función intuitiva. Pero en la actualidad, es la ciencia que estudia la atmósfera y los fenómenos que ocurren en ella. Es una rama de la física que aborda el estado del tiempo, el medio atmosférico y las leyes que lo rigen. Además, debido al estudio que la meteorología realiza de estos fenómenos, también trata de pronosticar el tiempo, definir los diversos climas y entender cómo la atmósfera interactúa con otros subsistemas. Su nombre proviene del griego, en el que "meteoro" significa "alto en el cielo", y "logos" significa "conocimiento o tratado".

He subrayado "pronosticar el tiempo", porque a pesar de que es una ciencia fáctica, es decir dura, no hay nunca una certeza del cien por ciento. Nosotros, los seres humanos, tenemos sistemas de pronósticos o predictivos de manera "on-line". En el momento que vemos a algún familiar, conocido o paciente y de manera coloquial le preguntamos- "¿Cómo estas?" Tenemos una respuesta anticipada con solo ver su rostro, como camina, como nos mira, si nos evita, etc. En las neurociencias contemporáneas a eso se le llama "teoría de la mente".

Luego entonces, a diferencia de los neurólogos, con los cuales compartimos el estudio del cerebro, los psiquiatras estudiamos las interacciones de ese órgano, con el resto del cuerpo, y con su medio ambiente social. ¿Por qué? Pues porque gran parte del grupo de enfermedades que estudiamos en psiquiatría, se ponen de manifiesto, por la interacción de las personas con su medio social. Una persona con trastorno bipolar, por ejemplo, tipo I, aquel con oscilaciones de su estado de ánimo, entre la manía y la depresión. En el momento que está en su fase de manía, con bienestar exagerado, exceso de energía, felicidad, que se siente en una fase de euforia perpetua, no va a aceptar estar enfermo, después de lo que he mencionado que experimenta. Sin embargo, sus familiares, que se han despertado en la madrugada porque el aparato de sonido está a todo volumen, o porque les avisan que se han hecho cargos a la tarjeta de crédito por arriba de lo permitido, o porque su familiar se rehúsa a pagar en una gasolinera, argumentando que el petróleo es de los mexicanos y él de este país, u otros detalles similares, darán una versión completamente diferente de la salud mental de su familiar.

En los últimos cien años, nuestra especialidad ha cambiado completamente en su forma de conceptualizar a los enfermos psiquiátricos. Esto no implica necesariamente que para bien, porque eso es algo del sesgo que se tiene con respecto a la ciencia en general. Una especie de programa que asegura el progreso y la felicidad de la humanidad. Esto último, por ejemplo, humanidad, es un concepto retórico. Hay seres humanos, que son beneficiarios de manera desigual de un caudal de recursos.

El centro del supuesto avance en psiquiatría fue el querer fundamentar sus enfermedades, con las mismas herramientas del resto de la medicina. Esto es la fisiopatología.

La fisiopatología trata del estudio de los procesos patológicos (enfermedades), físicos y químicos que tienen lugar en los organismos vivos durante la realización de sus funciones vitales. Estudia los mecanismos de producción de las enfermedades en relación con los niveles máximos moleculares, sub-celular, celular, tisular, orgánico y sistemático y funcional.

En psiquiatría lo anterior se ha centrado únicamente en el funcionamiento del cerebro, las neurociencias, la genética, y los estudios de imágenes cerebrales. Por supuesto que estos son argumentos muy poderosos. Por ejemplo, ver una serie de imágenes cerebrales de una persona con alucinaciones auditivas, en donde las regiones correspondientes de las cortezas temporales y frontales del lado correspondiente de los hemisferios cerebrales se activan, es una forma muy eficaz de reforzar el llamado punto de vista centrado en el cerebro. En términos filosóficos, lo anterior nos produce un sesgo reduccionista, que ciertamente es muy atractivo, porque nos da la ilusión de estar a la par de muchas especialidades médicas.

En efecto hay grandes avances en el entendimiento del funcionamiento cerebral, en genética, en la comprensión de mecanismos moleculares de cómo se puede gestar la muerte neuronal en la sustancia negra del mesencéfalo de los enfermos con Parkinson, en donde incluso la administración de L-Dopa, es una prueba terapéutica para corroborar el diagnóstico de esta enfermedad. Sin embargo, en psiquiatría no tenemos aún nada parecido.

Si argumentamos que las enfermedades psiquiátricas están sustentadas únicamente en aspectos neurobioquímicos, de genética molecular, y en general de neurociencias, nos vamos a encontrar con muchos cuestionamientos al respecto. ¿Qué tanto son esto aspectos compensadores, complementarios o epifenómenos? ¿Es posible desarrollar un esquema plural que lleve a la explicación de las enfermedades en psiquiatría? ¿En que parte del esquema médico no se inserta la psiquiatría?

Una teoría general de la relatividad se propuso por Albert Einstein en 1915. En el caso de las enfermedades psiquiátricas, una de las metas será tener los componentes o factores que se organizan para evitar que enfermemos y los que pueden descomponerse o dar de si en las enfermedades de esta disciplina. Un paso importante ha sido el percatarse del fenómeno de la resiliencia. La **resiliencia** es la capacidad de los seres humanos para adaptarse positivamente a situaciones adversas. Este concepto junto con el de vulnerabilidad genética, y el ambiente humano, son los temas que deben de tomarse en cuenta para ahondar en el hecho del porque un grupo de seres humanos padecen enfermedades psiquiátricas y otros no.

Esto no es una simple ecuación, o tal vez no es una ecuación que se pueda despejar teniendo determinados algunos de los elementos. Nuevas formas de las teorias de la complejidad nos están ayudando a entender lo dificil que es el poder predecir quien se puede enfermar y bajo que condiciones. No es solo el vivir en condiciones de marginalidad socio-económica, tampoco el tener una carga genética determinada o incluso el tener un sistema nervioso dañado por traumatismos o enfermedades.

El teorema de Bayes es válido en todas las aplicaciones de la teoría de la probabilidad. Sin embargo, hay una controversia sobre el tipo de probabilidades que emplea. En esencia, los seguidores de la **estadística tradicional** solo admiten probabilidades basadas en experimentos repetibles y que tengan una confirmación empírica mientras que los llamados estadísticos bayesianos permiten probabilidades subjetivas. El teorema puede servir entonces para indicar cómo debemos modificar nuestras probabilidades subjetivas cuando recibimos información adicional de un experimento. La estadística bayesiana está demostrando su utilidad en ciertas estimaciones basadas en el conocimiento subjetivo a priori y el hecho de permitir revisar esas estimaciones en función de la evidencia empírica es lo que está abriendo nuevas formas de hacer conocimiento.

La teoría de la complejidad, ciertamente nos va a proporcionar herramientas para entender que la suma de premisas en este argumento llamado enfermedad psiquiátrica, tiene dimensiones poco entendidas. El paradigma de la Complejidad" Edgar Morín fue el propulsor del "nuevo paradigma de la complejidad" El pensamiento de Morín conduce a un modo deconstrucción que aborda el conocimiento como un proceso que es a la vez, biológico, cerebral, espiritual, lógico, lingüístico, cultural, social e histórico, mientras que la epistemología tradicional asume el conocimiento sólo desde el punto de vista cognitivo. Este nuevo planteamiento tiene enormes consecuencias en el planteamiento de las ciencias, la educación, la cultura, la sociedad.

Las ciencias de la complejidad buscan explicar el como un número grande de entidades se organizan, sin un beneficio central para un ente en particular, para crear patrones, utilizar la información y evolucionar aprender de esas experiencias. Por supuesto que el ejemplo mas socorrido al respecto es el de las hormigas que funcionan como un ejercito como es el caso de la especie E. burcelli. A nivel individual no parecen tener inteligencia o sentido de lo que hacen, pero en la colectividad se comportan como un "super organismo" que tienen como única finalidad proteger a sus reinas y larvas. Este parece ser el comportamiento no solo de hormigas, termitas, abejas y humanos. En nuestra especie hay, además del sistema nervioso, el sistema inmune que tiene un comportamiento complejo.

Douglas Hofstadter en su libro "Gödel, Escher, Bach" hace una extensa analogía entres las colonias de hormigas y las células de nuestro cerebro, ambos como sistemas complejos, en donde sus componentes que tienen una comunicación entre ellos, en el caso de las neuronas, por medio de neurotransmisores, receptores a estas moléculas, corrientes eléctricas, pueden dar lugar a lo que llamamos conductas. Sabemos que las estructuras neuronales se conectan entre si y dan lugar a circuitos, el conjunto de los cuales, regulándose entre si, son los responsables de fenómenos como la percepción, pensamientos, sentimientos y la conciencia misma.

Sin embargo, aún existe un "espacio negro" entre comunicación neuronal, circuitos y conductas. Por ejemplo, la destrucción del 70 al 80 % de las neuronas de la sustancia negra del mesencéfalo, produce alteraciones como rigidez muscular, temblor de reposo, cara inexpresiva, problemas para caminar, esto es la Enfermedad de Parkinson. Pero que pasó antes de llegar a ese numero de neuronas destruidas tan importantes. ¿Compensó el cerebro?

Todos los sistemas complejos tienen propiedades similares, sean hormigas, neuronas, linfocitos, o personas en una organización.

1. Conductas complejas colectivas: siguen reglas simples, si controles o líderes aparentes.
2. Procesamiento de señales de información: se comunican con señales que son individuales.
3. Adaptación: Modifican sus patrones de respuesta adaptativamente, mediante aprendizaje o procesos evolutivos.

Una definición de sistemas complejos puede deducirse de estas premisas. Un sistema en donde una red grande de componentes, sin control central, con una serie de reglas simples de operación, dan lugar a conductas complejas colectivas, procesamiento de información sofisticada y una adaptación mediante procesos de aprendizaje y evolución.

Algunos de los procesos relativamente simples de nuestras neuronas son: mantener una diferencia de cargas eléctricas a ambos lados de sus membranas; liberar sustancias llamadas neurotransmisores o neuro hormonas, cuando el potencial de acción llega a las terminales neuronales llamadas pre sinapsis, aquí una molécula de calcio ingresa a esta estructura, y facilita la contracción del almacén de vesículas pre sinápticas. En la neurona de enfrente hay unas proteínas selectivas a las sustancias liberadas. Son los receptores a neurotransmisores, algunos con cinco cadenas, abren un poro o canal iónico al ser ocupadas por sus respectivas moléculas. Otros receptores son mas complejos y tienen siete cadenas. Estos tienen una comunicación con el material genético del núcleo de las células. Se activan cadenas de mensajeros sub celulares, desde la membrana al núcleo y se obtienen cambios o restauración de eventos que involucran a la neurona. Por supuesto que todo lo anterior es extremadamente complejo, se conoce hasta cierto detalle, y como lo exterior a las neuronas modifica su interior.

También se sabe como que el sistema nervioso es mas parecido a una gelatina que se esta moviendo que a una estructura inmóvil.

Se forman conexiones, sinapsis, nuevas neuronas. Se hacen "podas" de ciertas áreas. Sabemos como se forman las vainas aislantes de mielina, y como la parte mas anterior del cerebro, o lóbulo frontal termina de cablearse a los 18 a 20 años. Sin embargo, hay todavía un océano de ignorancia en las interfaces. Cerebro con cerebro, conductas complejas de tipo social; como los gemelos monocigoto con 100 % del material genético similar, son conductualmente diferentes. La empatía, las ensoñaciones, el estado de ánimo, el procesamiento de lo que llamamos realidad, y otras de esas cosas de la vida diaria.

LOS PARADIGMAS EN CIENCIA Y LAS ANOMALIAS

"O se tienen muchas ideas y pocos amigos o muchos amigos y pocas ideas".

Dr. Santiago Ramón y Cajal

La Guerra Fría se libró en muchos frentes. La historiografía moderna de la ciencia también podría considerarse un producto del frente cultural esa "Guerra Fría". Tradicionalmente, la historia de la ciencia ha sido escrita como una historia de progreso, donde los científicos en sus laboratorios descubrían los secretos de la física, química o del mundo biológico y así lograban avanzar en su comprensión para aumentar nuestro conocimiento de la naturaleza y con esto lograr mejorar el bienestar material y psicológico de la humanidad.

En su influyente ensayo de 1931 "La interpretación Wighiss de la historia", criticaba Butterfield (1931) lo que él llamó la "historia Wighiss", el "estudio del pasado para el bienestar del presente ". Esto se ha llamado la historia "Whigiss" de la ciencia y todavía está

bien representado en muchos informes de científicos
y sociedades científicas. Esto comenzó a cambiar alrededor de los años treintas y
poco después de la Segunda Guerra Mundial. Karl Popper, un filósofo crítico del positivismo lógico del "Círculo de Viena" publicó en 1934 el libro "La Lógica del Descubrimiento Científico" (Popper, 2002), donde introdujo el concepto de "Falsabilidad", como una forma de diferenciar "ciencia verdadera" de la falsa o pseudociencias. Este libro fue muy influyente aunque decayó más tarde bajo críticas particularmente por su énfasis en la lógica de la falsacionismo. El físico teórico de Harvard, convertido en historiador, Thomas Kuhn, publicó un libro "Estructura de la revolución científica" en 1962 (Kuhn, 1962), en el que introdujo enfoques socio-históricos, como una nueva forma de ver la historia, desde una visión más sociológica de ciencia y los científicos fueron presentados como seres que están en áreas de investigación que pueden ser claves del tipo de la epifanía, solo dentro de un contexto determinado . Kuhn ve la historia de la ciencia como un proceso cíclico, en donde la ciencia en un momento dado está dominada por un sistema de ideas que él llamó "paradigmas", una palabra que llegaría a ser muy popular, incluso más allá del campo de la historia de la ciencia.

Durante largos períodos, los científicos produjeron una mayor acumulación de datos en lo que se denomina "ciencia normal". Sin embargo, aparecieron más y más resultados que no lograban encajar en los "Paradigmas", dominantes y a estos se llaman "Anomalías". Por ejemplo, el número fijo de neuronas en el adulto, paradigma que se sostuvo mucho tiempo porque se pensaba que las neuronas adultas no se reproducían, al llegar la evidencia de células toti-potenciales (células madres), y de que en algunas especies como en el canario, los núcleos encargados del canto, como conducta de apareamiento, aparecen y desaparecen, esto creo un cambio del paradigma de que las neuronas no se reproducen y dio paso a la neurogénesis. El neurobiólogo mexicano Arturo Álvarez-Buylla Roces un neurocientíficos mexicano que reside en Nueva York rompió con este paradigma, que ahora ha dado lugar a poder entender que ocurre en proceso de plasticidad neuronal.

Otra de esas anomalías, no afirmo que sea cierta, solo probable, es que algunas enfermedades psiquiátricas sean fallas en procesos evolutivos en uno de los órganos que sigue evolucionando, y que como he dicho anteriormente, la evolución no lleva necesariamente a algo mas adaptativo, sino a algo diferente y quizás por ensayo y error a romper el paradigma imperante. Uno de estos casos parece ser el de la esquizofrenia. Que tiene una prevalencia a nivel mundial de 1 % aproximadamente. Hay un patrón de alta concordancia en gemelos monocigotos (mismos genes – gemelos idénticos), pero no es que sea del 100 %. Luego los familiares de primer grado tienen una forma diferente de procesamiento de los colores y sonidos, que tienen un componente colorido: al escuchar una escala musical de Do mayor se ve de color azul, el Re menor verde, el Mi bemol anaranjado, lo mismo los números al ser mencionados. Se llama sinestesia a esta condición, y tiene algo de psicodélico (El extraño fenómeno de la sinestesia John Harrison Fondo de Cultura Económico) Pero estas personas son familiares de enfermos que no filtran la información sensorial de manera adecuada.

Los biologoso evolucionistas se cuestionan: ¿serán estos enfermos esquizfrenicos con enfermedad bipolar, trastornos obsesivos compulsivos, autismo, daños colaterales de cambios evolutivos?

¿Cómo se filtra la información de la periferia? ¿Cómo es que no escuchamos todo el tiempo nuestros latidos cardiacos? ¿Por qué no vemos los vasos sanguíneos que cruzan nuestra retina, arterias y venas? Es información no relevante para nuestra corteza cerebral, la sustrae. Es la alarma de un auto que se activa y que nos atormenta unos minutos y después es parte del ruido de fondo, como la podadora del vecino, lo trinos de los arboles, los ronquidos de nuestra pareja, etc. Eso lo hace una estructura cerebral que se llama el tálamo, El último relevo sensorial que tenemos antes de que toda la información sensorial llegue a la corteza cerebral, sitio en donde todo se interpreta y además se adelanta en milisegundos a lo que le ofrece el tálamo, como hipótesis de tipo falsacionista popperiana: "¿Es el auto de mi hija? Si suena igual ya ladro la perra de su propiedad". Eso no le ocurre a un esquizofrénico, la anomalía es que el tálamo no filtra, deja pasar todo, la similitud mas cercana al fenómeno de enfermarse de esquizofrenia es un radio mal sincronizado a todo volumen. Pero los investigadores de Yale University hicieron un casco con imágenes y sonidos, para que los familiares entiendan el proceso agudo de poder filtrar la información sensorial. Es decir de vivir en un estado de anomalía. La psiquiatra Kay Redfield Jamison, ella misma con enfermedad bipolar nos narra en su libro "Marcados con fuego: La enfermedad maníaco-depresiva y el temperamento artístico (Fondo de Cultura Económica) como algunos grandes artistas como Lord Byron, Van Gogh, Shelley, Poe, Melville, Schumann y Virginia Woolf, entre otros, eran seres con anomalias sensoriales en el espectro de la bipolaridad o la esquizofrenia.

Las anomalías generarán líneas de pensamiento que serán "inconmensurables", incapaces de comunicarse "con la ciencia normal", lo que lleva a una "crisis" que en el terminará en un "cambio de paradigma", una discontinuidad o "revolución", que empujará las viejas ideas al olvido (Dyson, 2012). Kuhn también describió a los científicos establecidos como entes esencialmente conservadores, que tienden a resistirse a la introducción de nuevas ideas en contraste con la visión "progresista" de los científicos dada por la anterior historia de la ciencia. El libro de Kuhn es la publicación de las llamadas de "No ficción" más influyente del siglo XX, y no ha influido solo ciencia, pero si en muchos otros aspectos de la sociedad en general.

Las ideas de Kuhn fueron criticadas muy pronto por diferentes autores, y la idea de la ciencia pasando por revoluciones que cambiaron las ideas dominantes, el "cambio de paradigma", fue negada. Autores tales como Shapin y Schaffer y su libro "Leviathan and the Air Pump" son un ejemplo de eso (Shapin y Schaffer, 1985).
Durante los años 70, 80 y más, otros enfoques del estudio de la ciencia se han desarrollado, particularmente aquellos que consideran que la ciencia y los científicos están influenciados por la sociedad donde viven y trabajan. Uno de ellos, el llamado

Constructivismo Sociológico, es uno de los más influyentes y ha configurado la historia de la ciencia en los últimos cincuenta años.

El constructivismo se refiere a la noción central de que el conocimiento científico es una creación humana (construcción), hecho con material disponible y recursos culturales, en lugar de simplemente revelación de un orden natural preestablecido e independiente de acción humana "(Golinski, 1988). Sin embargo, los científicos: "Tienden a resistir nuestro enfoque, a menudo viendo la contextualización como la disminución de sus reclamaciones a la objetividad y la universalidad del conocimiento científico."

Si es objetivo el conocimiento, y si es manipulable. En eso se centraba el falsacionismo de Popper. Si hay algo afuera que podemos llamar verdad. Pero hay una parte utilitaria de esta. Un ejemplo es el balance entre los datos positivos y negativos de un mismo problema. Los resultados positivos tienen mayor porcentaje de citas, lo negativos, se critican menos, se citan menos. Hay un efecto de distorsión de lo que se quiere ver en función de lo que se vende.

La agomelatina, es un supuesto antidepresivo disponible en Europa y en México pero no en los EE. UU., Es un antidepresivo novedoso que bloquea los receptores de serotonina 2C y estimula los receptores de melatonina. En un metanálisis, los investigadores han examinado los datos de los 20 ensayos clínicos aleatorizados y controlados sobre agomelatina; 12 estudios compararon el fármaco con placebo (N = 3591 pacientes) y 13 con tratamientos antidepresivos activos (N = 4559 participantes). Tres estudios se llevaron a cabo en los EE.UU. Los investigadores también examinaron el sesgo de diseño del estudio y el sesgo de publicación (quienes era apoyados por el laboratorio que fabrica agomalatina). La agomelatina fue más efectiva que el placebo, con un efecto de tamaño pequeño, y tuvo una eficacia similar a la de los antidepresivos pero con una mayor tolerabilidad. El tamaño del efecto para la agomelatina fue menor en los 9 estudios no publicados (ojo no publicados por ser el efecto opuesto) que en los 11 publicados (efectos positivos o esperados). La agomelatina fue inferior a los antidepresivos en los estudios no publicados, pero superior a ellos en los estudios publicados.

Dadas las acciones únicas de la agomelatina y su capacidad para mejorar el sueño, es decepcionante que el tamaño del efecto (0.24) sea mucho menor que el reportado para otros antidepresivos (0.31), una comparación que explica por qué no fue aprobada en los Estados Unidos. un medicamento similar o una combinación de medicamentos (p. ej., buspirona y melatonina) resultarán ser más efectivos pero tendrán efectos similares en el sueño (J Psychiatr Res 2012; 46: 1553). Pero el médico de consultorio no lee estos meta-análisis, y si le hace caso a sus lideres de opinión. En el momento que se den cuenta de que en efecto no es un buen antidepresivo, ya han gastado muchos y han perdido su confianza en la psiquiatría como rama de la medicina. Pero al laboratorio le ha ido bien y para entonces ya perdió la propiedad de la patente (es de diez años).

Esta anomalía fue sesgada por el beneficio económico, porque además, en el caso de los antidepresivos el porcentaje de respuesta a placebo es muy alta (40 %). Sin embargo, si hay tratamientos eficaces, en donde los meta-análisis de resultados negativos y positivos son presentados en consejos médicos que llevan a aprobar o rechazar los medicamentos y sus indicaciones, uno de ellos es la Food and Drug Administraction en EUA, pero tampoco es infalible, es a fin de cuentas un organismo humano.

LA PSIQUIATRÍA DESDE EL PUNTO DE VISTA EVOLUCIONISTA

Todos los psiquiatras son médicos y estos resultan ser un tipo de biólogos de una sola especie: "Homo sapiens". Hay dos problemas en esta premisa: "todos los psiquiatras son médicos": (1) Los enfermos son seres humanos como los médicos (quizás en el futuro los segundos sean maquinas); (2) Los psiquiatras estudiamos con nuestros cerebros, a otros cerebros enfermos. Esto último no es nada banal, porque se filtran muchas cosas, solo por el hecho de que las damos por ciertas o desconocidas ciertas propiedades cerebrales. Por ejemplo, en un estudio que hicimos en un hospital psiquiátrico, analizando si los que recababan el que los pacientes fumaban estaba sesgado por el que el médico era usuaria de tabaco o no. Si el psiquiatra fumaba, su nota leía algo parecido a: "Tabaquismo positivo". Si por el contrario no fumaba, daba una cala semiología de si el paciente era adicto o no a la nicotina: número de cigarrillos al día; cuanto dilata entre despertar y el primer cigarrillo; intentos fallidos por dejar de fumar, etc. Así los seres humanos con el cerebro enfermo. Es factible que si estoy deprimido a nivel subclínico, como psiquiatra se me escapen muchos casos de depresión.

Los psiquiatras médicos estamos entrenado en diagnosticar, pues este es el punto clave del tratamiento. Nuestras enfermedades son listados de signos y síntomas, este análisis detallado se inicio con Hipócrates. Se buscaba la conjunción de estos datos para reconocer los llamados síndromes: "Conjunto de signos y síntoma que pueden tener diferente psicopatología". Por ejemplo los síndromes febriles, en donde hay elevación de temperatura corporal, pero algunos solo ocurren cada tercer día, otros por las tardes, además, pueden acompañarse de erupción cutánea, vómito, diarrea, expectoraciones, delirios, etc. Los médicos agrupan los signos y síntomas, en muchos casos se puede recurrir a exámenes de laboratorio, imágenes, electrofisiológicos, y de esta manera se van acotando las posibles causas del síndrome febril. Hay que recordar que uno de los escritores de novela policiaca mas celebra era médico: Sir Arthur Connan Doyle y su detective era Sherlock Holmes. La inducción de las pruebas lleva al diagnóstico.

Thomas Sydenham utilizando el método Hipocrático demostró que muchas enfermedades tenían agentes fisiopatológicos bien determinados como fue el caso de la malaria, la escarlatina, y la gota. Los psiquiatras del siglo XVIII y XIX, inspirados por esta idea trataron de seguir el mismo camino, y en efecto se crearon las primeras clasificaciones psiquiátricas obras de titanes como Emil Kraepelin y Eugene Bleuler, sin embargo, a diferencia de otras ramas de la medicina, la etiología no era identificable.

Las ciencias médicas han avanzado en base a los siguientes estadios:

1. Reconocimiento de los síntomas específicos
2. Definición de los síndromes
3. Identificación de los órganos y tejidos afectados
4. Demostración de la causa de las lesiones a esos tejidos
5. Establecimiento de la cura en base a las causas o etiología.

En el caso de la psiquiatría se han completado los dos primeros puntos, pero en lo tres siguientes, hay avances, sin embargo, hay claras evidencias de que el problema es en el rango de lo molecular, genético, y su interacción con el medio ambiente de dos o mas personas, y los niveles socioculturales. Esto no sucede de manera tan clara por ejemplo con el riñón, corazón o hígado.

En esta dificultad la psiquiatría no esta sola. La psicología y la sociología tienen las mismas dificultades, con gigantes como J.B. Watson, B.F. Skinner, Karl Marx, Emile Durkheim, etc, la capacidad de certeza, la predictibilidad o diagnóstico es pobre. No tenemos personajes como Isaac Newton o Albert Einstein, de la física o los Charles Darwin de la biología. Una disciplina tan cercana a nuestro que hacer. Es por esto, que el enfoque evolucionista, la filogenia de nuestra especie puede servir como un nuevo faro que alumbre nuestra búsqueda.

Es de notar que uno de los primeros que buscó esta aproximación fue Alfred Adler, archi enemigo jurado de Sigmund Freud, quien utilizó referencias de Friedrich Nietzsche de su libro "El poder de la voluntad", para el estudio de la autoestima y sentimientos de inferioridad, en una búsqueda de la etiología de la neurosis de ansiedad (quizás lo que hoy llamamos ansiedad social). Recordemos que los esclavos, siervos, y obreros, se estaban ya educando en esos siglos, y que se enfrentaban a "los dueños del mundo" y sin embargo, su cosmovisión ancestral era con la mirada al suelo (como ejemplo en el Japón del siglo XX, no se podía contemplar en vivo al emperador Hiroito).

Los biólogos evolucionistas desecharon de inmediato esta hipótesis por su carga ideológicas y política, mas que biológica. La etología estaba en pañales, quizás si hubieran visto los despliegues de los gorilas y macacos alfa hubieran repensado las hipótesis de Alfred Adler. Otro disidente de Freud, C.G. Jung propuso los arquetipos. Estas son unidades dinámicas de la psique con un pasado filogenético. El problema fue que Jung las llamó "inconsciente colectivo". Nótese el europeo centrismo, en donde se supone que todos estamos medidos por los austriacos, alemanes, suizos y uno que otro francés. Los arquetipos de Jung se concebían como unidades neuropsiquicas que evolucionaron por selección natural y que son responsables de la determinación de características conductuales, lo mismo que experiencias cognitivas y afectivas típicamente humanas. A diferencia de Freud, que propuso que todo ocurría en la infancia, Jung propone que todo esto ocurre en el ciclo vital (que ahora se podría traducir como las capacidades plásticas y epigenética). Lo anterior tiene una connotación de adaptación a las circunstancias del medio ambiente, de pareja, familia, conglomerado humanos y su medio ambiente. Por ejemplo, los seres humanos en desastres, guerras, epidemias, somos diferentes a los que uno se cruza ordinariamente por las calles cuando esas circunstancias no ocurren.

Sin embargo, aparecieron algunas fallas a la generalización de los arquetipos imperativos, como se llegaron a llamar. Uno de estos era la relación madre-hijo. El modelo arquetípico imperante fue el de tipo condicionamiento operativo. El pecho materno o el de la nodriza era la recompensa, el arquetipo era la alimentación y este tipo de relación se conoció como "cariño interesado". Notemos que era la época del condicionamiento operante (años cincuenta siglos XX). En 1958 John Bowlby publica el artículo "The nature of the child´s to his mother", en donde rechaza que sea un cariño interesado, o algo aprendido, y propone que la madre o el hijo, no "aprenden ese vínculo", que este es innato, que se programa desde el nacimiento o recién nace la cría, como luego comprobó Konrad Lorenz, con el nacimiento de las aves y su presencia. El artículo fue rechazado y condenado, principalmente por los científicos sociales. A quienes les molestó de manera particular la palaba "instinto" y como fue adoptado de inmediato por una nueva ciencia: "La etología". Ciencia de la cual Bowlby tomo abundantes ejemplos de su teoría del vínculo.

En uno de los libros mas influyentes sobre el tema de los instintos "EL ESTUDIO DE LOS INSTINTOS" (THE STUDY OF INSTINCT) de Niko Tinbergen publicado en 1951, se propone que cada especie animal un repertorio de conductas. Este repertorio depende de las condiciones de evolución del sistema nervioso y del medio ambiente, esto es fenómenos de adaptación y sobrevivencia. A esto C.H. Waddington (1957), le llamó "Teoría de la epigénesis". En esta hay una propiedad de autorregulación también llamada de homeorresis, que tuvo una gran influencia en los etologistas humanos, retomada después por M.K. Harlow (1965) y su trabajo con monos Rhesus.

1. El sistema maternal que asegura la sobrevivencia y proporciona seguridad, protección y nutrición. Esta proximidad o diada madre-hijo es decisiva en función de la inmadurez de las crías.

2. Sistema infante-madre, permite integrar y modular conductas pre programadas, el infante busca la proximidad de su madres, e imita conductas en función de programas inatos como la marcha.

3. El sistema de compañeros. Desempeña un papel en la vida social del recien nacido

4. El sistema heteosexual. Este opera de manera intermitentes en algunas especies, en la nuestra es constante. Prepara a la reproducción.

5. El sistema del padre. Función de protección contra predadores, agresión intergrupal, posición de estatus de madre e hijos.

Todo lo anterior se puede conceptualizar en una estructura social que se observa en seres humanos llamada familia.

LA FAMILIA

La antropología ha demostrado que la formación de familias es una característica universal de nuestra especie. En diferentes culturas existen diferentes clases de familias, eso es verdad, pero en todas las sociedades se apoyan los lazos familiares de algún tipo o de otro. Estas familias están formadas por un hombre y una mujer que cuidan de uno o varios hijos. Parece ser entonces que la familia tiene características de una configuración arquetípica. Esto nos indica que las familias se establecen biológicamente con características que son determinadas de cada especie. Las diferencias están dadas por aspectos culturales y ecológicos.

También en los primates existen familias, pero no hay ninguna especie en donde las familias están tal altamente estructuradas como en la especia humana. Una de estas razones debe de ser el hecho de que las crías de la especie humana estén inmaduras al nacer, Lo cual plantea una carga económica y física para la madre, Que se ve limitada en situaciones vitales, por ejemplo para huir ante depredadores, o para conseguir alimentos para sus crías y ella misma. Las limitaciones en el tamaño del cráneo del recién nacido y por lo tanto su inmadurez, son debidos a una relación entre tamaño de caderas y velocidad de marcha o huida. A mayor tamaño de caderas, podrían nacer niños mas maduros, como ocurría con los Neanderthal, cuya gestación era de doce meses, pero limitaba la velocidad del desplazamiento de las hembras. Esto se ha ajustado a cabezas relativamente pequeñas y moldeables, con pelvis de diámetros amplios y ajustables (se modifican en el trabajo de parto), pero aún así, el niño recién nacido, abandonado muere. Sus únicas funciones innatas son succión, prensión, reptar, llorar y sobresalto, sirven si existe la madre o nodriza.

Todo lo anterior se tuvo que aderezar con parejas heterosexuales, con uniones o vínculos de afecto, a través de la hipersexualidad, el acceso de las hembras solo a un macho, que fuera proveedor y que estuviera con ellas. El resto de esta historia es cultura, leyes de matrimonio religioso o laico, economía y herencia, que fueron solo posibles en la etapa de la agricultura (hace 50, 000 años). Antes de esta etapa de la historia humana, las mujeres permitían el acceso sexual a varios hombres, y no existían conceptos de paternidad o maternidad de tipo propiedad de los hijos. Estos eran del clan de seres humanos. La razón de lo anterior era la alta mortalidad materna al parir, y la de los hombres al ir de caza o por luchas inter-clanes. Las evidencias que tenemos de esa época es que las mujeres son poli orgásmicas, aún hoy en día. Que es en el canal vaginal en donde se desarrolla la selección natural. La cantidad desproporcionada de espermatozoides para fecundar un óvulo (300, 000, 000), y el recoger tapones de cuellos uterinos, una vez que se hace la fecundación.

TEORÍA DEL VINCULO

John Bowlby desarrollo la llamada teoría del vínculo, entre madre e hijo, con el término de "Diada", que después se puede ampliar a otras formas de relación. Esta es la base del desarrollo de la autopercepción dentro de un entorno cultural. El cuidado materno es tan necesario par el propio desarrollo de la personalidad, como la vitamina D lo es para el desarrollo de los huesos. La teoría evolutiva del apego de Bowlby sugiere que los niños vienen al mundo biológicamente pre-programados para formar vínculos con los demás, porque esto les ayudará a sobrevivir, debido a la inmadurez del sistema nervioso al nacer.

Bowlby estuvo muy influenciado por la teoría etológica en general, pero especialmente por el estudio de la impronta de Konrand Lorenz (1935). Lorenz demostró que el apego era innato (en gansos jóvenes) y, por lo tanto, tiene un valor de supervivencia. Bowlby creía que los comportamientos de apego son instintivos y se activan por cualquier condición que parezca amenazar el logro de la proximidad, como la separación, la inseguridad y el miedo. Bowlby (1969, 1988) también postuló que el miedo a los extraños representa un importante mecanismo de supervivencia, construido por la naturaleza. Los bebés nacen con la tendencia a mostrar ciertos comportamientos innatos (llamados liberadores sociales) que ayudan a garantizar la proximidad y el contacto con la madre o la figura de apego (por ejemplo, llorar, sonreír, gatear, etc.). Estos son comportamientos específicos de la especie.

Durante la evolución de la nuestra, habrían sido los bebés los que se quedaron cerca de sus madres los que habrían sobrevivido para tener sus propios hijos. Bowlby planteó la hipótesis de que tanto los bebés como las madres han desarrollado una necesidad biológica de mantenerse en contacto entre sí.

Estos comportamientos de apego inicialmente funcionan como patrones de acción fijos y todos comparten la misma función. El bebé produce comportamientos innatos de "liberación social", como llorar y sonreír, que estimulan el cuidado de los adultos. El determinante del apego no es la comida sino el cuidado y la capacidad de respuesta.

Bowlby sugirió que un niño inicialmente formaría solo un apego y que la figura del apego actuó como una base segura para explorar el mundo. La relación de apego actúa como un prototipo para todas las futuras relaciones sociales, por lo que interrumpirla puede tener graves consecuencias.

La separación de estas figuras o un vínculo defectuoso producen problemas de seguridad, y ansiedad de separación. El contacto físico es uno de lo mejores reforzadores de la formación del vínculo. El abrazar, acariciar y cargar al niño, contrarrestan en la mayoría de los casos los problemas de ansiedad de separación en los niños. Bowlby (1951) afirmó que la maternidad es casi inútil si se retrasa hasta después de dos años y medio a tres años y, para la mayoría de los niños, si se retrasa hasta después de 12 meses, es decir, hay un período crítico. Si la figura de apego se rompe o se interrumpe durante el período crítico de dos años, el niño sufrirá consecuencias irreversibles a largo plazo de esta privación materna. Este riesgo continúa hasta la edad de cinco años. Bowlby usó el término privación materna para referirse a la separación o pérdida de la madre, así como al fracaso para desarrollar un apego.

El supuesto subyacente de la Hipótesis de privación Materna de Bowlby es que la interrupción continua del vínculo entre el infante y el cuidador primario (es decir, la madre) podría ocasionar dificultades cognitivas, sociales y emocionales a largo plazo para ese infante. Las implicaciones de esto son enormes: si esto es cierto, ¿el cuidador principal debe dejar a su hijo en la guardería, mientras continúan trabajando?

Las consecuencias a largo plazo de la privación materna pueden incluir lo siguiente:

• la delincuencia,

• inteligencia reducida,

• mayor agresión,

• depresión,

• psicopatía afectiva

La psicopatía afectiva es la incapacidad de mostrar afecto o preocupación por los demás. Tales individuos actúan por impulso con poca consideración por las consecuencias de sus acciones. Por ejemplo, no mostrar culpa por el comportamiento antisocial. Robertson y Bowlby (1952) creen que la separación a corto plazo de una figura de apego conduce a la angustia (es decir, el modelo PDD).

Encontraron tres etapas progresivas de angustia:

Protesta: el niño llora, grita y protesta enojado cuando el padre se va. Intentarán aferrarse a los padres para evitar que se vayan.
Desesperación: las protestas de los niños comienzan a detenerse y parecen estar más tranquilos aunque todavía molestos. El niño rechaza los intentos de comodidad de los demás y, a menudo, parece retraído y desinteresado en cualquier cosa.
Desprendimiento: si la separación continúa, el niño comenzará a relacionarse con otras personas nuevamente. A su regreso,

rechazarán al cuidador y mostrarán fuertes signos de ira.

Evaluación de la teoría de Bowlby

Bifulco et al. (1992) apoyan la hipótesis de la privación materna. Estudiaron a 250 mujeres que habían perdido madres, por separación o muerte, antes de los 17 años. Descubrieron que la pérdida de su madre por separación o muerte duplica el riesgo de trastornos depresivos y de ansiedad en mujeres adultas. La tasa de depresión fue la más alta en las mujeres cuyas madres murieron antes de que el niño cumpliera los 6 años.

Las ideas de Bowlby (1944, 1956) tuvieron una gran influencia en la forma en que los investigadores pensaban sobre el apego, y gran parte de la discusión de su teoría se ha centrado en su creencia en la monotropía. Aunque Bowlby no puede negar que los niños pequeños formen múltiples apegos, él todavía sostiene que el apego a la madre es único, ya que es el primero en aparecer y sigue siendo el más fuerte de todos. Sin embargo, en ambos casos, la evidencia parece sugerir lo contrario. Schaffer y Emerson (1964) observaron que los apegos específicos comenzaron aproximadamente a los 8 meses y, poco después, los bebés se unieron a otras personas. A los 18 meses, muy pocos (13%)

estaban vinculados a una sola persona; algunos tenían cinco o más archivos adjuntos.

Rutter (1972) señala que se han mostrado varios indicadores de apego (como protesta o angustia cuando la persona apegada se va) para una variedad de figuras de apego: padres, hermanos, compañeros e incluso objetos inanimados. Los críticos como Rutter también han acusado a Bowlby de no distinguir entre privación y privación, la falta completa de un vínculo de apego, en lugar de su pérdida. Rutter enfatiza que la calidad del vínculo de unión es el factor más importante, en lugar de solo la privación en el período crítico.

Bowlby usó el término privación materna para referirse a la separación o pérdida de la madre, así como a la imposibilidad de desarrollar un apego. ¿Son los efectos de la privación materna tan graves como sugiere Bowlby? Michael Rutter (1972) escribió un libro titulado: "Revaluación de la privación materna". En el libro, sugirió que Bowlby podría haber simplificado en exceso el concepto de privación materna.

Michael Rutter (1981) argumentó que si un niño no desarrolla un vínculo emocional, esto es privación, mientras que privación se refiere a la pérdida o daño de un apego. A partir de su estudio de investigación sobre privación, Rutter propuso que es probable que conduzca inicialmente al apego, el comportamiento dependiente, la búsqueda de atención y la amistad indiscriminada, y luego a medida que el niño madura, la incapacidad de mantener reglas, establecer relaciones duraderas o sentirse culpable. También encontró evidencia de comportamiento antisocial, psicopatía sin afecto y trastornos del lenguaje, desarrollo intelectual y crecimiento físico.

Rutter sostiene que estos problemas no se deben únicamente a la falta de apego a una figura materna, como afirma Bowlby, sino a factores tales como la falta de estimulación intelectual y las experiencias sociales que normalmente proporcionan los apegos. Además, estos problemas se pueden superar más adelante en el desarrollo del niño, con el tipo de cuidado adecuado.

Muchos de los 44 ladrones en el estudio de Bowlby se habían mudado mucho durante la infancia, y probablemente nunca habían formado un vínculo. Esto sugirió que sufrían privaciones, en lugar de privaciones, lo que Rutter sugirió que era mucho más perjudicial para los niños. Esto condujo a un estudio muy importante sobre los efectos a largo plazo de la privación, realizado por Hodges y Tizard (1989).

Sin embargo, la Privación Materna de Bowlby está respaldada por la investigación de Harlow (1958) con monos. Mostró que los monos criados en aislamiento de su madre sufrieron problemas emocionales y sociales en la edad avanzada. El mono nunca formó un apego (privación) y, como tal, creció para ser agresivo y tuvo problemas para interactuar con otros monos.

DEFICIENCIAS Y CONSECUENCIAS DEL CUIDADO PARENTAL

1-. La ausencia parental o la separación del niño: cuando uno o ambos padres abandono al niño, o este es internado en el hospital por tiempo prolongado. Una pérdida temprana Y de larga duración tiene serias consecuencias para la salud mental de los niños Y de los adultos en el futuro.

2. La irresponsabilidad paterna hacia las necesidades del vínculo con el niño: uno o ambos padres pueden inclusive rechazar estos cuidados.

3. Amenazas de abandono por algunos de los padres: estos observan algunas condiciones en donde el padre amenaza con abandonar el niño como una medida de castigo o disciplina.

4. Inducción de sentimientos de inferioridad, o de culpa de los niños: esto ocurre cuando hay una crítica excesiva hace los estándares de los padres con respecto a los niños.

5. El anclaje de un padre, casi siempre la madre, en una relación de mutua dependencia, En donde el niño termina siendo quien cuide de la madre.

6. Inconsistencia parental en la expresión de afecto hacia los niños: esto puede oscilar desde la negligencia en el cuidado de los niños, hasta el total abandono.

Algunas de las anteriores situaciones pueden hacer que los infantes desarrollen falta de confianza en sí mismos, timidez e incapacidad para lidiar con los problemas cotidianos. Estos niños tienen dificultades para formar y mantener relaciones interpersonales duraderas. A la larga, si existe vulnerabilidad genética, será pacientes con ansiedad social, ansiedad generalizada o depresión mayor.

Un aspecto esencial del modelo parental reside en la madre. Hay una retroalimentación a nivel de comunicación entre niño y la madre que sea denominado función de apego, en donde la madre tiene capacidades intuitivas para detectar si el niño está hambriento, mojado, cansado, enojado, asustado, y otras emociones por el estilo. La función de la madre es que el niño entienda la naturaleza de las expresiones emocionales de alguna manera la sintonice con el entorno.

EL ENTORNO PRIMARIO DE UNA ESPECIE ANIMAL

Los animales evolucionamos primariamente en espacios abiertos: selvas, bosques, sabanas, montañas, planicies. También "el homo sapiens". Nuestro espacio arquetípico no es un departamento, menos un cubículo universitario, lo cierto es que como especie somos de espacios abiertos, mas que de enclaustramientos.

La historia de los macacos en el zoológico de Londres en 1925, es muy ilustrativa de lo que voy a desarrollar. Un espacio llamado "Monkey Hill", 30 metros por 10 metros, menos de la mitad de un campo de futbol. Las autoridades de ese zoológico adquirieron 100 babuinos, todos ellos machos. Después un cierto tiempo se importaron seis hembras. Se notó al poco tiempo batallas campales entre los machos, que después de dos años produjeron 44 muertos. Se estableció por fin una jerarquía con un macho alfa dominante. Después se importaron 30 nuevas hembras. Volvieron a aparecer las luchas entre los machos para poseer el mayor número de hembras. Lo que parecía ser algo tan sencillo, Resultó muy complicado. Al parecer debido a la relación numérica entre machos y hembras Y al espacio en el cual éstos habitan en términos de dimensión.

¿Cómo viven estos changos cuando no están en cautiverio? Ellos viven en orden social viene establecido en donde hay figuras dominantes heterosexuales, Y en espacios territoriales muchas veces más grandes que los asignados en el zoológico. Esto ocurre porque una vez que se obtiene una jerarquía el harem y el macho alfa requieren de un terreno aproximado de 540 metros cuadrados. Esto es para los 100 changos que se trajeron a Londres el espacio requerido era de 50.000 m², en cambio se les proporcionó solamente 50 m². En situaciones de su hábitat natural este grupo de changos desarrollan una gran lealtad dentro del grupo, y sólo son hostiles con las tropas extranjeras de otros babones. Las batallas campales que se observaban en el zoológico de Londres fueron el resultado el estar atrapados Y ensamblados en una zona muy pequeña. La pregunta que se hacen los primatólogos es ¿Conocemos el espacio arquetípico de los seres humanos?

Desmond Morris en su libro "The Human Zoo" describe al pueblo IK, que eran un grupo de cazadores y recolectores de Uganda que fueron excluidos de su territorio de 40,000 metros cuadrados, y se les colocó en granjas, se les enseñó las rutinas de la agricultura. Se les observó desmoralizados, deprimidos, ansiosos, y enfermos, y desarrollaron enfermedades de varios tipos, además de prestar poca atención a sus hijos. El mismo fenómeno se ha observado en la occidentalización de Australia, América Latina, y las tribus indígenas de Estados Unidos de Norteamérica, con porcentajes elevados de psicopatología una de ellas el alcoholismo. Un caso especial es el de un grupo de indígenas apaches que teniendo deficiencias de la enzima alcohol deshidrogenasa, que protege a otras sociedades orientales del alcoholismo, en su caso, la exposición y sufrimiento subsecuente, por hipertensión arterial, es una especie de rito de paso, y se tienen reportes de alcoholismo severo en estas personas, que inducen en sistema de enzimas deficientes.

Las experiencias anteriores nos llevan a plantear dos preguntas:

1. ¿Cuáles son las necesidades arquetípicas para el desarrollo de una persona?
2. ¿Qué medio ambiente, físico y social es el capaz de garantizar la expresión completa de cada individuo?

La respuesta ha estas preguntas tendrá que estar inscrita dentro de los paradigmas evolutivos darwinianos. Como se mencionó previamente, los médicos somos biólogos de una especie, homo sapiens. Nuestra especie por 150.000 años se desarrolló en las sabanas africanas como cazadores Y recolectores. A partir de que el ser humano se asienta debido al agricultura, cambian algunas de nuestras conductas evolutivas, por ejemplo a la familia, el poder comer por lo menos una vez al día, el dormir en un solo episodio de ocho horas, la ritualización de nuestras interacciones sociales, el obedecer leyes religiosas y laicas.

En el estudio de la evolución y su impacto en la psiquiatría, una pregunta que se hace es: ¿Cuándo es lo evolutivo y cuanto proviene de la cultura? Ambos factores están involucrados, sin embargo se toma tres criterios: Universalidad, continuidad filogenética, y estabilidad evolutiva. En el primer punto, el patrón que se evalúa esta en todos los grupos humanos (lenguaje, ensoñaciones, poemas). Hay una continuidad evolutiva, o filogenética, por ejemplo los estudios de apego en primates y humanos. Finalmente la estabilidad evolutiva, estos patrones filogenéticos al perder su estabilidad pueden ser causa de eliminación de los individuos que no los presenta. Por ejemplo, durante el sueño de movimientos oculares rápidos, hay una falta de tono muscular o atonía, de no presentarse, la persona actúa sus sueños. En las condiciones actuales, se puede sufrir un accidente serio, pero en el hombre de las cavernas, el salir sin estar despierto a la selva de seguro era una presa fácil.

LA SOCIEDAD ANCESTRAL

Mediante estudios antropológicos de varias civilizaciones de cazadores recolectores se tiene una idea de que por lo menos el 99.5 de la existencia de estos grupos ancestrales consistía en 40 a 50 miembros, de los cuales de seis a 10 eran adultos masculinos, el doble para hembras que estaban como madres de infantes, aproximadamente, a esto le llamaremos el clan primario. Esta era nuestra sociedad ancestral básica. Éstos no eran grupos aislados, tenían contacto con otros grupos, esto puede ser evidenciado por cierto ritos humanos como los saludos que bienvenida, Las visitas con banquetes, el hacer alianzas a través de matrimonios y para las guerras.

LA ESQUIZOFRENIA Y LA EVOLUCIÓN DEL LENGUAJE

La esquizofrenia afecta aproximadamente al 1% de la población mundial y nos ha acompañado durante gran parte de nuestra historia registrada. Este trastorno aparentemente específico humano se caracteriza por alucinaciones y delirios (que a menudo involucran el lenguaje), trastornos del pensamiento y disfunciones cognitivas de orden superior. Los mecanismos de la esquizofrenia no se conocen bien, pero su heredabilidad es alta, entre 60% y 80%, y la fecundidad de las personas afectadas se reduce. Sin embargo, la prevalencia de la enfermedad parece mantenerse estable a través de las generaciones, dando lugar "al enigma O paradoja evolutiva", aún no resuelto de la esquizofrenia. En el transcurso de varias generaciones, ya no se tendría porque presentar esquizofrenicos, por su falla reproductiva. Las explicaciones clásicas incluyen un gen único, parcialmente dominante, con baja penetrancia que ofrece ligeras ventajas fisiológicas, selección equilibrada, donde las variantes genéticas que confieren riesgo de la enfermedad proporcionan una ventaja en entornos particulares, donde las variantes de la enfermedad se transmiten con ventajas genéticas vecinas. Los estudios más recientes se han centrado en la naturaleza poligénica de la esquizofrenia y han atribuido la prevalencia de la enfermedad a la naturaleza esporádica de los trastornos complejos.

Durante el período del Pleistoceno (comienzo hace 2.59 millones de años y finaliza hace 10,000 A.C), vemos la aparición de herramientas especializadas, la introducción de artes decorativas, prácticas funerarias y posiblemente el desarrollo del lenguaje. La investigación sugiere que la adquisición del lenguaje jugó un papel importante en la configuración del cerebro, ayudándonos a pensar de manera abstracta y ser más creativos, pero también nos hizo vulnerables a trastornos psiquiátricos como la esquizofrenia. Los cambios que contribuyeron a nuestra capacidad de pensar de manera más creativa y mejorar la función ejecutiva, también podrían haber albergado susceptibilidad a esta patología. Sin embargo, aunque la evidencia arqueológica proporciona pistas sobre otros aspectos de la evolución humana, no puede ofrecer información sobre el origen de los trastornos psiquiátricos.

Los desarrollos recientes en genética humana han brindado oportunidades sin precedentes para investigar los aspectos evolutivos de la esquizofrenia. Los estudios de asociación de genoma completo (GWAS) han identificado más de 100 loci de riesgo de esquizofrenia y han resaltado la arquitectura poligénica de la enfermedad. La secuencia del genoma de los neandertales , parientes cercanos de los primeros humanos modernos, puede ayudar a identificar las regiones genómicas afectadas por la selección positiva ya que las dos especies divergieron. Las diferencias genómicas entre las dos especies hominidas pueden ayudar a explicar las características humanas específicas y, por lo tanto, la relación entre la evolución humana y la esquizofrenia.

Varias líneas de evidencia indican que la esquizofrenia es un trastorno poligénico con una gran cantidad de loci de riesgo, cada uno con un pequeño efecto. Recientementese han desarrollado herramientas estadísticas, basadas en un marco empírico bayesiano, que están específicamente diseñadas para arquitecturas poligénicas. Estas herramientas se han aplicado con éxito para investigar varios fenotipos humanos complejos, pero aún no se han utilizado para estudiar sus características evolutivas. Presumimos que la esquizofrenia es el resultado de la adaptación poligénica humana e investigamos si las regiones del genoma humano, que pueden haber sufrido una selección positiva reciente, se enriquecen de asociación con la esquizofrenia.

Un grupo de investigadores estudiaron el material genético de los hombres de Neanderthal y el de Homo Sapiens, para saber su la evolución del lenguaje u otros marcadores podría estar involucrados en la vulnerabilidad para tener esquizofrenia. Analizando estudios recientes de asociación de genoma amplio de esquizofrenia y una variedad de otros fenotipos humanos (medidas antropométricas, factores de riesgo de enfermedades cardiovasculares, enfermedades inmunomediadas) y utilizando un marco estadístico que se basa en la arquitectura poligénica e información auxiliar sobre variantes genéticas. Se empleo además información de la medida de poder evolutiva llamada puntaje de barrido selectivo de Neanderthal (NSS). Los resultados mostraron que los loci de genes asociados con la esquizofrenia son significativamente (p = 7.30 × 10−9) más prevalentes en las regiones genómicas que probablemente hayan sufrido una selección positiva reciente en humanos, es decir, con un puntaje NSS bajo. Las variantes en genes relacionados con el cerebro con puntaje NSS bajo confieren una susceptibilidad significativamente mayor que las variantes en otros genes relacionados con el cerebro. El enriquecimiento es más fuerte para la esquizofrenia, pero no podemos descartar el enriquecimiento para otros fenotipos. La tasa de descubrimiento falso condicional en el proxy evolutivo, apunta a 27 loci candidatos de susceptibilidad a la esquizofrenia, doce de los cuales están asociados con la esquizofrenia y otros trastornos psiquiátricos, relacionados con el desarrollo del cerebro.

Estos resultados sugieren que existe una superposición poligénica entre la esquizofrenia y el puntaje NSS, un marcador de la evolución humano, que está en línea con la hipótesis de que la persistencia de la esquizofrenia está relacionada con el proceso evolutivo de convertirse en humano, y en especial con la adquisición de una conducta compleja y exclusiva de nuestra especie: EL LENGUAJE.

Sabemos que:

- Es una alteración con alta probabilidad de ser heredada y poligénica.
- La concordancia en gemelos mono cigotos es de 48 %. Cuates (Di cigotos) 17 % y hermanos de esquizofrénicos es 9 %.
- Hay 108 loci independientes que pueden proporcionar vulnerabilidad para el desarrollo de esquizofrenia.

Los genes vulnerables para esquizofrenia codifican para:

- Receptores de dopamina D3 y 5-HT2$_A$
- Receptores a glutamato
- Factores Neurotrópicos: NGF y BDNF, neuregulinas –
- La esquizofrenia como una enfermedad neurodegenerativa desde la infancia.
- Variaciones alelicas de la enzima COMT
- Receptor a canabis CNR1

A lo anterior hay que agregar otra de serie de datos duros con respecto a la esquizofrenia:

- Baja actividad dopaminérgica corteza prefrontal
- Aumento de actividad DA en estriado y acumbens.

- Alteraciones en la neuromodulación del GABA y Glutamato.
- Falla en mecanismos de reparación de neurotrofinas

Posibles compensaciones o efectos evolutivos positivos de hermanos de esquizofrénicos:

- El balance del polimorfismo involucrado en la esquizofrenia que incluyen loci que codifican para DISC1, disbindina, neurregulina
- No se conoce la función exacta de esa combinación
- Se ha sugerido la creatividad como expresión humana.
- Fallas en la dominancia cerebral (ambidiestros). Esto explicaría un quinto de los síntomas de la enfermedad.
- Menos frecuencia de cáncer y un sistema inmune mas poderoso

Además hay una falta de reconocimiento de su condición de enfermos:

- La falta de auto percatarse muestra un defecto en los circuitos de la representación cognitiva del uno-mismo.

- Esta función está bien estudiada:
a. Lóbulo frontal

b. Lóbulo temporal
c. Lóbulo parietal

Todos interconectados en fenómenos de empatía, reconocimiento del uno mismo y neuronas en espejo. Esto puede deberse a alteraciones de estos ciruitos.

- Giro paracingular – involucrado en procesos cognitivos sociales.
- Giros angulares y supramarginales (lóbulo parietales) reconocimiento de los otros como diferentes de uno-mismo: SENTIDO DE AGENCIA.
- Hipervigilancia
- Atribución de intenciones nocivas en otros
- Evaluación negativa de los atributos sociales en otras personas.
- Un rasgo normal en la infancia que se amplifica.

Se sugiere que la esquizofrenia es un subproducto de la evolución en los humanos, un compromiso para nuestro lenguaje, pensamiento creativo y habilidades cognitivas, y por lo tanto, esencialmente, un trastorno humano. El momento de su origen, durante el curso de la evolución humana, sigue sin estar claro. En un estudio se investigó varios marcadores de la evolución humana temprana y su relación con el riesgo genético de la esquizofrenia. Se probó la hipótesis evolutiva de la esquizofrenia, analizando los estudios de asociación de genoma de esquizofrenia y otros fenotipos humanos en un marco estadístico adecuado para arquitecturas poligénicas. En conjunto con los hallazgos sugieren que el riesgo de esquizofrenia puede haberse desarrollado principalmente en épocas recientemente de la evolución humana y ser el resultado de la especialización de nuestro cerebro para la comunicación, principalmente el lenguaje.

Esta función humana es extremadamente compleja. Articulamos palabras en una zona del cerebro, del hemisferio izquierdo, conocida como el área de Broca (número ocho en la cartografía cerebral de Brodman), en honor al neurólogo francés Paul Broca, que estudio a uno de sus pacientes que no podían articular mas que una sola palabra: "Tan", Por eso era conocido como Monsieur Tan. Al fallecer este paciente, se le hizo la autopsia, y en la medial del lóbulo frontal (Broca encontró que su paciente tenía una lesión en la tercera circunvolución frontal. Sugiriendo que esta zona se encargaba de controlar el habla, el lóbulo frontal es la estructura mas evolucionada en los seres humanos), se encontró una zona de cicatrización (gliosis). Sin embargo, no es solo articular palabras lo que nos permite comunicarnos. Esta la sintaxis, la entonación, el ritmo, la intensidad, todo esto está en el área ocho del hemisferio cerebral no dominante. La prosodia radica en esa zona. Luego escuchamos lo que decimos y lo que otros nos responden, y la zona que nos permite decodificar el simbolismo de cada palabra se denomina de Wernicke, también tiene números en la cartografía cerebral de Broadman. En 1874, publicó un trabajo sobre la afasia que algunos autores consideran como la primera teoría neurolingüística. Este científico propuso que existe un "centro para las imágenes auditivas de las palabras", que está ubicado en la primera circunvolución temporal. Dicho centro nos permite entender el lenguaje que escuchamos. Se corresponde con las áreas de Brodmann 21 y 22, abarcando la zona posterior del giro temporal superior. Esta zona de nuestro cerebro incluye la corteza auditiva y el surco lateral, aquella parte donde convergen el lóbulo temporal y el parietal.

Nuestra especie tiene además la capacidad de leer palabras que se transforman en pensamientos. Esto es tan complejo, por ser aprendido, que implica sitios de la corteza occipital, temporal y frontal. Al leer, activamos no solo las zonas de recepción visual, sino que también las áreas de Wernike y Broca. Una serie de sindromes disléxicos nos proporcionan ejemplo de lo anterior y son solo una muestra de como el lenguaje, que es un logro evolutivo, tienen sus daños colaterales.

¿Cómo leen los esquizofrénicos?

De hecho, un extenso cuerpo de investigación ha reportado déficits relacionados con la esquizofrenia en el lenguaje receptivo y expresivo, a múltiples niveles (por ejemplo, sub-léxico, léxico, oración, discurso) y componentes (por ejemplo, habla, semántica, sintaxis), de procesamiento. La comprensión de los problemas de lectura en la esquizofrenia tiene una relevancia particular para comprender los desafíos para el funcionamiento del paciente y para las vías de rehabilitación. Por ejemplo, el siguiendo de las instrucciones de recetas, información de citas médicas, formularios de consentimiento, horarios de transporte, etc., todo depende de la capacidad de lectura intacta.

Existe una creciente evidencia de una base común de desarrollo neurológico entre la esquizofrenia y la dislexia del desarrollo, también conocida como trastorno de lectura, que es una dificultad específica y significativa con la lectura que no es atribuible a ningún retraso importante del desarrollo o instrucción de lectura inadecuada.

Una base común de desarrollo neurológico entre las dos afecciones se sugiere por anormalidades cerebrales genéticas y fisiopatológicas superpuestas implicadas en la dislexia (p. Ej., Volúmenes reducidos del lóbulo cerebral y temporal) fueron predictivas del procesamiento cognitivo en la esquizofrenia, incluida la comprensión de lectura reducida. Extendiendo este trabajo, Jamadar et al. (2011) encontraron que un gen de riesgo para la dislexia, a saber, DCDC2, representaba una importante variación del volumen cerebral en la esquizofrenia, particularmente en las regiones implicadas en la lectura (por ejemplo, el área de Broca, la circunvolución lingual, el área de Wernicke). Además, Stefansson et al. (2014) realizaron un estudio poblacional (N = 101,655) de variantes de números de copias raras vinculadas a la esquizofrenia y encontraron que la microdeleción en 15q11.2 (BP1-BP2) se asoció con un peor rendimiento de lectura en la población general, incluso después de controlar IQ Utilizando imágenes de resonancia magnética estructural (MRI) en 15 portadores no clínicos de la deleción versus 201 no portadores sanos, los autores también encontraron reducciones significativas en los volúmenes de estructuras cerebrales implicados tanto en la esquizofrenia como en la dislexia (p. Ej., Materia gris reducida en la corteza cingulada anterior y la ínsula izquierda, reducción de la sustancia blanca en ambos lóbulos temporales). Además, cada vez hay más trabajos que sugieren que las alteraciones en las asimetrías cerebrales izquierda-derecha pueden conducir a trastornos del desarrollo neurológico de manera más general, como la dislexia y la esquizofrenia más específicamente.

La conectividad entre ambos hemisferios y entre ellos mismos es uno de temas de investigación activa en la esquizofrenia, y cuyas premisas son la complexidad del lenguaje, que implica un concierto de diferentes áreas. En un estudio rreciente con enfermos esquizofrenicos (Los participantes incluyeron 166 pacientes con esquizofrenia y 213 individuos de control sanos). Estos participantes pertenecían a 3 cohortes independientes, cada una de las cuales tenía su propio grupo de control saludable. Ningún participante tenía afecciones neurológicas actuales o pasadas ni afecciones médicas importantes. Se utilizaron análisis de mediación y modelos de ecuaciones estructurales para analizar las asociaciones entre la velocidad de procesamiento, la memoria de trabajo y las microestructuras de la materia blanca. Se utilizó anisotropía fraccionada de imágenes de tensor de difusión de cerebro completo y regional para medir microestructuras de materia blanca.
Los pacientes fueron diagnosticados con esquizofrenia o trastorno esquizoafectivo, se realizó la medición de conectividad (sustancia blanca). Se encontró que: (1) la velocidad de procesamiento contribuye a la asociación en.re la microestructura de la materia blanca y la memoria de trabajo en la esquizofrenia y (2)

el deterioro de la materia blanca en la esquizofrenia es específico del tracto regional, particularmente en los tractos que normalmente respaldan el rendimiento de la velocidad de procesamiento del lenguaje.

En un segundo estudio, se replicaron los hallazgos previos. Se ha informado sobre la integridad anormal de la sustancia blanca entre los pacientes con esquizofrenia del primer episodio. Sin embargo, los hallazgos sobre si puede ser revertido por medicamentos antipsicóticos a corto plazo son inconsistentes.

La imagen del tensor de difusión (DTI) se obtuvo de 55 pacientes con esquizofrenia de primer episodio sin tratamiento farmacológico y 61 controles sanos, y se repitió entre 25 pacientes y 31 controles después de 8 semanas durante las cuales los pacientes fueron medicados con antipsicóticos. La integridad de la materia blanca se mide usando anisotropía fraccionada (FA), difusividad media (MD), difusividad axial (AD) y difusividad radial (RD). Estas medidas que muestran una diferencia grupal por estadísticas espaciales basadas en Tract (TBSS) al inicio del estudio se extrajeron para realizar comparaciones longitudinales.

Al inicio del estudio, los pacientes exhibieron FA más baja, MD más alta y RD más alta versus controles en fórceps, fascículo longitudinal superior izquierdo, fascículo frontoocipital inferior, tracto corticoespinal izquierdo, fascículo uncinado izquierdo, radiación talámica anterior izquierda y fascículos longitudinales inferiores bilaterales. Los valores de FA de los pacientes con esquizofrenia se correlacionaron con sus síntomas negativos ($r = -0.412$, $P = 0.002$), memoria de trabajo ($r = 0.377$, $P = 0.005$) y aprendizaje visual ($r = 0.281$, $P = 0.038$). Los cambios longitudinales en los índices de DTI en estos tractos no difirieron entre pacientes y controles. Sin embargo, entre los pacientes, los cambios longitudinales en los valores de FA en el fascículo longitudinal superior izquierdo se correlacionaron con el cambio de síntomas positivos ($r = -0.560$, $p = 0.004$) y el cambio de la velocidad de procesamiento ($r = 0.469$, $p = 0.018$).

Los déficits de la sustancia blanca fueron validados en el presente estudio por una muestra relativamente grande de pacientes con esquizofrenia sin tratamiento previo y con primer episodio de medicación. Podrían estar asociados con síntomas negativos y deterioro cognitivo, mientras que la mejora en la integridad de la materia blanca del fascículo longitudinal superior izquierdo se correlacionó con la mejora en la psicosis y la velocidad de procesamiento. Un examen adicional de los cambios relacionados con el tratamiento en la integridad de la sustancia blanca puede proporcionar pistas sobre el mecanismo de respuesta antipsicótica y proporcionar un biomarcador para estudios clínicos.

DEPRESIÓN MAYOR Y LA EVOLUCIÓN

Solo un dato epidemiológico no hace pensar que estamos ante un problema de diferente en términos evolutivos. Mientras que la prevalencia mundial de esquizofrenia se mantiene en el 1 %, por pardójico que esto sea, dada su escasa capacidad reproductiva, en el caso de la depresión mayor, los porcentajes aumentan y las proyecciones de las OMS de incapacidad por depresion mayor para el 2020, dentro de las diez primeras causas, se adelanto ya para el 2019. Se estima que a lo largo de la vida un hombre tiene el 12 % de posibilidades de tener depresión mayor, mientras que una mujer es del 20 %. Esto, nuevamente, nos habla de que existe una historia evolutiva diferente a la de la esquizofrenia en donde la relación entre hombres y mujeres es más hacia los hombres, pero no tan marcado.

A nivel evolutivo la depresión mayor y manía, se visualizan como formas universales en comunidades humanas en respuesta a una interacción entre la vulnerabilida genética y eventos vitales. En todas las culturas existen estado de ánimo disfóricos, con incapacidad para experimentr placer, niveles bajos de energía, perdida de interés en las actividades diarioas, incapacidad para concentrarse, una sensación de ansiedad constante, tensión y la sensación de que todo lo que se hace es en vano. También hay eventos a lo largo de la vida que activan estas reacciones conductuales, aunque en la mayoría de los casos son de un tiempo limitado. Por ejemplo en la reacción de duelo, la separación de parejas, la migración forzada, la pédida de empleo, de salud o reputación social.

En el marco evolutivo, la capacidad humana para experimentar dolor y perdida, se inscriben en la capacida para lograr un éxito o falla reproductiva. En primer lugar estaría la necesidad arquetipica de vínculo y en segundo los rangos sociales que permiten acceso a bienestar y mejores oportunidades de reproducción. Al primero se le ha denominado depresión por privación afectiva, y en etapas de recién nacidos tuvo la función de generar adopción en nodrizas disponibles. La muerte de madres en trabajo de parto era frecuente, y como se ha mencionado previamente, los niños eran del clan o colectividad humanas. El segundo tipo de depresión a nivel etológico humano se le h llamado depresión por derrota. Esta se describe como aquella en la que el individuo no cumple las metas que se plantea él o la sociedad.

La vulnerabilidad para las alteraciones afectivas es un fenómeno muy complejo que implica aspectos genéticos, historias familiares, experiencias tempranas con las figuras en que se establece el vínculo, el medio ambiente social y económico, eventos estresantes y los factores bioquímicos resultantes. Los estudios en gemelos monocigotos, ya sea que sean criados juntos o por separado, proporcionan una frecuencia de concordancia para depresión del 70 %. Mientras que en los gemelos dicigotos en iguales condiciones es de 23 %. Esto proporciona una base genetica obvia, que no es lo mismo que heredada. En la actualidad las epigenética, parece estar contestando la diferencia del 30 % de los gemelos monocigotos.

LA EPIGENÉTICA Y LAS ALTERACIONES AFECTIVAS

El desarrollo de nuevas herramientas terapéuticas y de diagnóstico basadas en la comprensión de la neuroplasticidad es fundamental para mejorar el tratamiento y, en última instancia, la prevención de una amplia gama de trastornos del sistema nervioso. En el caso de los trastornos del estado de ánimo, como el trastorno depresivo mayor y el trastorno bipolar, donde los diagnósticos se basan únicamente en la nosología en lugar de la fisiopatología, existe una clara necesidad médica no satisfecha de avanzar en nuestra comprensión de los mecanismos moleculares subyacentes y desarrollar un mecanismo experimental fundamentalmente nuevo. medicamentos con mayor eficacia. En este contexto, los recientes hallazgos preclínicos moleculares, celulares y conductuales han comenzado a revelar la importancia de los mecanismos epigenéticos que alteran la estructura de la cromatina y regulan dinámicamente los patrones de expresión génica que pueden desempeñar un papel fundamental en la fisiopatología de los trastornos del estado de ánimo. Aquí, revisaremos los avances recientes que involucran el uso de modelos animales en combinación con sondas genéticas y farmacológicas para diseccionar los mecanismos moleculares subyacentes y las consecuencias neurobiológicas de atacar esta neuroplasticidad mediada por cromatina. Discutimos la evidencia de los efectos directos e indirectos de los estabilizadores del ánimo, antidepresivos y antipsicóticos, entre sus muchos otros efectos, sobre enzimas modificadoras de la cromatina y sobre el estado epigenético de loci genómicos definidos, en tipos de células definidos y en regiones específicas del cerebro. . Estos datos, así como los hallazgos del tejido derivado del paciente, también han comenzado a revelar alteraciones de los mecanismos epigenéticos en la fisiopatología y el tratamiento de los trastornos del estado de ánimo. Resumimos la creciente evidencia que respalda la noción de que atacar selectivamente los complejos modificadores de la cromatina, incluidos los que contienen histona desacetilasas (HDAC), proporciona un medio para alterar reversiblemente el estado de acetilación de la cromatina neuronal e impactar de manera beneficiosa la transcripción génica regulada por la actividad neuronal y los comportamientos relacionados con el estado de ánimo. Mirando más allá del conocimiento actual, discutimos cómo las metodologías de alta resolución del genoma completo, como la secuenciación de ARN (RNA-Seq) para el análisis de transcriptomas y la secuenciación de inmunoprecipitación de cromatina (ChIP-Seq) para analizar la ocupación de la cromatina en todos los factores del genoma, han comenzando a proporcionar una visión sin precedentes tanto de los loci genómicos específicos como de las propiedades globales de la cromatina en el sistema nervioso. Estas metodologías, cuando se aplican a la caracterización de sistemas modelo, incluidas las de las células pluripotentes inducidas por el paciente (iPS) y las neuronas inducidas (iNs), configurarán en gran medida nuestra comprensión de los mecanismos epigenéticos y el impacto de la variación genética en las regiones reguladoras de genoma humano que puede afectar la neuroplasticidad.

Las conclusiones generales del tipo de estudios de tipo epigenético es que las condiciones externas al genoma pueden cancelar mecanismos de afrontamiento adaptativo, lo cual en personas con vulnerabilidad genética, aumentara la expresión de este tipo de enfermedades, como se ha visualizado por los estudios epidemiológicos. Eso no solo en depresión mayor, sino que es posible que esto ocurra en otras condicoones en donde la epigenética al adaptarse cancela mecanismos de protección ante el desarrollo de estas.

Los estilos de afrontamiento se han estudiado como parte de la personalidad, sin embargo bien podrían ser ese grupo de mecanismos que se agrupan como resiliencia. El término resiliencia se refiere a la capacidad de los sujetos para sobreponerse a períodos de dolor emocional y traumas. Cuando un sujeto o grupo (animal o humano) es capaz de hacerlo, se dice que tiene una resiliencia adecuada, y puede sobreponerse a contratiempos o incluso resultar fortalecido por los mismos. Esta no es una capacidad de seres extraordinarios, todo lo contrario, es un tipo de afrontamiento que todos poseemos y que puede ser de los factores que se modifiquen a nivel epigenético. La investigación en esta área debe de ser prioritaria para detectar la vulnerabilidad para depresión mayor y reconstruir los mecanismos de afrontamiento.

PROBANDO HIPÓTESIS NEUROBIOQUÍMICAS EN PSIQUIATRÍA

Una de la hipótesis bioquímica temprana en la historia de la psiquiatría, fue la de la deficiencia de catecolaminas en las alteraciones afectivas.

La hipótesis catecolaminérgica de los trastornos afectivos fue propuesta en la década de los 60's, y fue de hecho, la que abrió la investigación bioquímica en psiquiatría. En su forma mas simple, esta hipótesis propone que al menos alguna formas de depresión, está asociadas con una deficiencia funcional de la norepinefrina (NE), mientras que en la manía, hay un exceso en la actividad de la misma.

Las evidencias en las cuales se basan estas premisas fueron farmacológicas, indirectas y gestadas por cientificos que

73

trabajaban para la industria farmacéutica: (1) La observación de que la iproniazida (Inhibidor de las mono amino oxidasas, MAO) produce mejoría de la depresión, al bloquear la destrucción de la NE; (2) la imipramina que bloquea la recaptura de la NE en su respectivas sinápsis y produce con esto una mejoría de la depresión; (3) la reserpina, que al bloquea el almacenamiento de catecolaminas, con lo cual aumenta su destrucción y decrece su disponibilidad al nivel de la hendidura sináptica. La reserpina produce, en personas susceptibles, cuadros clínicos depresivos que no se distinguen de los observados en pacientes con depresión mayor.

Si el problema central es la deficiencia de norepinefrina y/o de serotonina, bastaría suplementar un precursor de estas dos moleculas (ya que los neurotrasmisores como tal, no atraviesan la barrera hemato-encefálica). Por ejemplo, con la misma L-Dopa, o con el 5-hidroxitiptófano. El resultado ha sido siempre negativo, no solo porque no mejoran los enfermos, sino en algunos casos hay efectos secundarios mas graves que la enfermedad, como fue el caso de la administración del 5-hidroxtriptófano.

La cocaína, producen un aumento de NE y de dopamina, y aún cuando puede dar, de momento, la sensación de un efecto antidepresivo, este no dura mas de veinte minutos, y la resaca es mucho mas severa en térmicos de depresión. Luego entonces, no es sólo que esten bajos los niveles de neurotransmisores. Hay algo más en los sistemas de regulación de los mismos.

¿DONDE SURGIERON LAS PREMISAS DE LAS HIPÓTESIS NEUROBIOQUÍMICAS EN PSIQUIATRÍA?

La respuesta mas breve es en las compañías farmacéuticas. Los científicos de los laboratorios de medicamentos proporcionaron medicamentos, que en muchos de los casos fueron diseñads para otros objetivos, y terminaron siendo utilizados en psiquiatría, en la mayoria de los casos con modelos de enfermedades desarrolladas "ad hoc", es decir a postriori.

Paul Ehrlich fue un científico alemán que desarrollço el concepto de la "bala mágica". Él se basó en la observación de que algunos pigmentos biológicos, teñían ciertas células con mayor facilidad. Las membranas que se teñían mejor, por ejemplo, con el azul de metileno, que con el rojo de Prusia, debían de tener algo, que Ehrilich se imaginó como una cerradura, en donde la llave era la molécula de azul de metileno. Estas moléculas que protruyen desde las membranas celulares Ehrlich las llamó receptores. Sus trabajos sobre los colorantes, ocurrieron en el mismo tiempo que los trabajos de Robert Koch y Louis Pasteur, quienes afirmaban que los microbios eran las causas de las enfermedades. Ehrlich reflexiono de inmediato, que si se podía diseñar "una bala mágica" que solo afectara a las bacterias, se podrian curar algunas enfermedades.

"Si nos imaginamos a un organismo que es infectado, por cierto tipo de bacteria, sería sencillo afectar dicha bacteria con una sustancia con afinidad por esa bacteria únicamente, sin afectar al resto de las células del organismo afectado, esta sustancia sería una bala mágica".

Uno de sus primeros intentos, en 1899, fue con el tripanosoma (Trypanosoma brucei rhodesiense) y la enfermedad del sueño, para el cual diseñó un compuesto con arsénico, "Atoxyl", (sin toxicidad). Ehrlich creo cientos de atoxyles, sin mucho éxito. En 1909 después de probar 900 compuestos, el 606, tuvo un efecto sobre otro microbio que se había descubierto en ese tiempo. La espiroqueta pálida. El compuesto resultó ser útil, y se le bautizó como "Salvarsan". Veinticinco años más tarde, la compañía farmacéutica Bayer descubre otras de esa balas mágicas, las sulfanilamidas, útiles para erradicar el estafilococo y el estreptococo. Ese fue el camino que siguió Alexander Fleming en 1928, al descubrir el efecto de la penicilina, que se convirtió en una necesidad imperiosa en la Segunda Guerra Mundial. El esfuerzo de fabircación de suficientes unidades, por parte de los aliados, hizo que se unieran varios laboratorios Merck, Squibb, Pfizer, para el asalto a Europa, en lo que se conoció como el día D, en 1944. A este grupo de agentes se les bautizó como ANTI-bióticos. Es importante advertir que ANTI, proviene del concepto mágico de ANTIDOTO. Esto es, sustancia o medicamento que sirve para neutralizar o contrarrestar los efectos de un veneno o de un agente tóxico.

Los tratamientos en psiquiatría no siguieron el mismo camino. El primero de los medicamentos descubiertos de manera casual, o mediante serendipia fue la cloropromacina. La casa Rhône-Poulenc, probó una clase de compuestos llamados fenotiacinas, que se habían sintetizado originalmente en 1883 para la malaria. Una de estas, la prometacina tenía propiedades antihistamínicas, y se sugirió que podría ser usada en cirugía. En los procedimientos quirúrgicos, el cuerpo lacerado libera una cantidad considerable de histamina, que es responsable de un descenso de la presión arterial. El neurocirujano francés Henri

Laborit, utilizó prometacina y descubrió que además del efecto antihistamínico, había un estado de quietud y somnolencia, con cierto grado de aislamiento. En sus reportes Laborit enfatizaba que: "la prometacina parecía ejercer una desconexión de ciertas zonas del cerebro, de tal manera que los pacientes parecen no sentir dolor, ansiedad y a menudo no recuerdan la intervención quirúrgica". Todo lo anterior significaba que se podrían utilizar menores dosis de agentes anestésicos con cierta toxicidad. Esto llevó a utilizar a la prometacina como parte del coctel quirúrgico.

En el laboratorio Rhône-Poulenc, se utilizaron compuestos similares a la prometacina, en modelos de ansiedad en roedores. En uno de ellos, la rata subía poro una cuerda en el momento que una señal le avisaba que una descarga eléctrica se le daría desde el piso de metal de la caja. Pero con el compuesto 4560 RP, las ratas no solo no trepaban por la cuerda, sino que parecía no importarles la descarga eléctrica.

El compuesto 4560 RP, fue después conocido como la clropromacina. Esta dorga parecía afectar la respuesta motora y el componente emocional vinculado a una condición de estrés. En junio de 1951, se probó la clororomacina en el coctel quirurgico por Laborit, con buenos resultados como anestésico y postquirúrigico. En un congreso de anestesia de ese mismo año, Laborit sigiere que pueda ser utilizado en psiquiatría, ya que los pacientes con esa droga le recuerdan a las personas con lobotomía frontal.

Recordemos que la lobotomía frontal, dos años antes del uso de la cloropromacina, le dio un premio Nobel a Egas Moniz, un neurocirujano portugues. Lo que de inmediato fue claro era que además de mejorar algunos sintomas psiquiatricos, producía cambios profundos en la personalidad de los pacientes operados. Esto se había observado por primera vez en Nueva Inglaterra, cuando Phineas Gage fue victima de un accidente, en donde una berreta de metal, lo atravezó de abajo hacia arriba del craneo. Esta persona el 13 de septiembre de 1848, a las 16:30, estaba preparando un mortero para realizar una explosión controlada, cuando se distrajo, y la barreta que sostenía en sus manos impacto en sitio de la detonación, atravesando su craneo. El caso llamo la atención por varias razones. Primero, que sobreviviera. El primer médico que lo revisó, solo habia visto ese tipo de heridas en tiempos de guerra. Segundo, que el paciente estuviera consciente y en apariencia sin dolor. Tercero, que con el tiempo dejó de ser el Phineas Gage, quien era descrito como cumplido, reservado, formal, esto es es el capataz de la compañía ferroviaria en donde trabajaba. La principal razón de las tres condiciones fue una lobotomía frontal.

Si la cloropromacina, producía los mismos resultados que la lobotomía, sin necesidad de la cirugía en si misma, habría que probar sus efectos en pacientes psiquiatricos. Posteriormente, ocurrieron casos similares con la iproniazida y la imiramina. La primera diseñada como antifímico, que sin ser muy eficaz para limitar el crecimiento del micobacterium, sin mejorar en el terreno de lesiones pulmonares, si mejoraba su estado de ánimo. Lo mismo la imipramina, diseñada como un triciclico con supuestas propiedades similares a la cloropromazina, resultó ser más útil como antidepresivo. En los años cincuenta del siglo XX, eran pocos los estudios clinicos que se hacian con el rigor metodológico que se emplea hoy en día, cuando se revisan los reportes, se habla de porcentajes, no de diferncias estadísticas en pruebas estadisticas. Lo mismo se puede decir del efecto secundario de la reserpina, que utilizada como anti hipertensor, en un porcentaje del 25 % inducía depresión mayor. Schilkraut y un grupo de investigadores clinicos, con estos, casi reportes de casos, desarrollaron la famosa hipotesis monoaminérgica de la depresión mayor, que sigue estando en el imaginario colectivo como válida, pero que es equivalente a pensar que el onanismo es la cusa de demencia presenil.

Lo mismo podemos decir del estudio de Scou en Australia, con 11 enfermos maniacos, que en efecto mejoraban sus oscilaciones afectivas, pero esto no quiere decir que estas personas con este trastorno bipolar tengan una deficiencia de litio. Todos los seres humanos tenemos niveles de litio bajos.

LA CONTRADICCIÓN ENTRE LOS TRATAMIENTOS PSIQUIÁTRICOS FARMACOLÓGICOS EFECTIVOS Y EL AUMENTO DE ENFERMOS MENTALES.

A partir de la segunda mitad del siglo XX, aparecieron nuevos tratamientos eficaces para los trastornos psiquiátricos. En el año de 1954, se inicia la utilización de la cloropromacina, la cual es calificada como la droga que comenzó la revolución farmacológica de psiquiatría. Posteriormente, aparecieron otros antipsicóticos, los antidepresivos, y los ansiolíticos. Dado el avance en el cuidado de este tipo de enfermos, la efectividad de los nuevos medicamentos para reducir las fases agudas de las enfermedades mentales, se esperaría una reducción en el número de enfermos, quizás, se deberían observar la presencia de nuevos casos, o de abandonos de tratamiento que hiciera que recayeran. Sin embargo, la historia es diferente. Algunos investigadores en epidemiología y psiquiatría han especulado, sobre la posibilidad de que esta epidemia de trastornos mentales sea sostenida por deficiencias en las estrategias farmacológicas, las cuales muestran una alarmante resistencia, son refractarias en otros casos, y producen una serie de efectos secundarios, que a la larga determinarán la suspensión del tratamiento.

En el año 2008 un estudio sobre la epidemiología de los trastornos psiquiátricos en Estados Unidos de Norteamérica, reportó que uno de cada 16 jóvenes adultos presentaban alguna enfermedad psiquiátrica severa. A esto se le ha denominado la plaga de trastornos mentales. Otras personas vinculadas al sector salud, en Estados Unidos de Norteamérica, también sospechan de la fabricación de trastornos psiquiátricos, sexuales, y psicológicos por parte de las compañías farmacéuticas. Un ejemplo, de cada una de estas categorías se mencionan a continuación. La ansiedad o fobia sociales. Esta es una condición crónica en la cual las personas tienen dificultades para vincularse socialmente, en condiciones específicas, por ejemplo con extraños, con figuras de autoridad, para hablar en público, etc. aún cuando esta situación es puede generar ansiedad en la mayoría de nosotros, las personas con ansiedad social desarrollan un patrón o conducta de evitación, cuando se percataron de que van a ser expuestos a una situación de crítica. Para los cuestionadores de la psiquiatría, esto es simplemente una exageración de una condición de sensibilidad excesiva. Las personas con ansiedad social pueden adaptarse, aun cuando tengan limitantes. Después de todo, afirman dichos críticos, el resto de las personas sin ansiedad social, también tenemos limitantes en cuanto hablar en público, vincularnos con otras personas, y salimos adelante. La disfunción sexual femenina, o dificultad para obtener orgasmo con sus parejas, ha sido otro de los supuestos fantasmas, que surgieron a raíz del éxito observado con la píldora azul, el Viagra para el hombre. De hecho varias firmas farmacológicas desarrollaron productos equivalentes para la mujer. Pero antes, tuvieron que "inventar" algo equivalente a la disfunción eréctil masculina, y le llamaron simplemente disfunción sexual femenina. A la larga, no se ha podido demostrar, que la disfunción sexual femenina tiene caminos diversos para llegar al mismo fin. Por ejemplo, una mala relación de pareja, problema de eyaculación precoz, miedo o vergüenza de abandonarse a los placeres de la carne, etc. Lo cierto fue, que casi todas las mujeres que eran diagnosticadas con disfunción sexual femenina, si tenían orgasmos, aunque no necesariamente con su pareja.

En farmacología General, existe un concepto ideológico, que se denomina "la bala mágica". Esto es un concepto que desarrolló el farmacólogo alemán Paul Erlich. El observó que se podían teñir algunos tejidos, con algunos colorantes de manera diferencial, lo cual le llevó a pensar que había cierta afinidad por las células que se teñían con ciertos colores. Erlich desarrolla el concepto de un tipo de receptores anclados en la membrana celular, y que atrapan a los colorantes. Este principio le sirvió para desarrollar su teoría de la bala mágica. Ese investigador desarrolló posteriormente el llamado disulfiran, que se dirigió de manera específica contra *el treponema pálida*.

En las etapas previas a la cloropromacina, los tratamientos psiquiátricos eran totalmente primitivos. Uno de ellos, era inducir fiebre, mediante la inoculación con el agente causal de la malaria, estas fiebres elevadas, eliminaban al agente patológico de la sífilis. Se llamaba "Malarioterapia", o terapia por la fiebre, fue un procedimiento desarrollado por Julius Wagner von Jauregg, psiquiatra vienés ganador del premio Nobel de Medicina en 1927. Este Consistía en la utilización de la fiebre provocada por la malaria para tratar la Parálisis General Progresiva, la cual entre otras cosas mantenía la mitad de los asilos y hospitales psiquiátricos llenos. Personalidades de la política y filosofía como Vladímir Ilich Uliánov, comúnmente conocido como Vladímir

Ilich Lenin se surgiere que sufría sífilis, diagnóstico que apoya un estudio realizado por dos psiquiatras y un neurólogo publicado en The European Journal of Neurology en 2004. Y por otro lado esta la del filósofo alemán Friedrich Nietzsche. La causa de la muerte ha sido un tema de especulación y de origen incierto. Un frecuente y temprano diagnóstico fue de sífilis, sin embargo, algunos de los síntomas de Nietzsche eran inconsistentes. Otro diagnóstico posible es un meningioma derecho retrorbital.

Otro tratamiento, llamado "milagroso" fue la inducción del coma con insulina. Se producía un Estado de hipoglicemia y cuando el paciente se recuperaba, mostraba mejoría, algunas veces desarrollaban crisis convulsivas y otras fallecían. Poco después se desarrolla la terapia electro convulsiva, primero con la administración de un agente convulsivo ante el metrazol (cardiazol o pentilentetrazol), y luego con el paso de corriente eléctrica a través del cráneo. Finalmente, se practicaron la lobotomía frontal, a las cuales se les llamó de manera elegante "la cirugía del alma".

Ha sido muy inocente de parte de la comunidad psiquiátrica permitir que los descubrimientos farmacológicos se gestaran desde los laboratorios de la industria farmacéutica. La mayoría de los compuestos que se utilizaron en la segunda mitad del siglo XX, no fueron diseñados o utilizados para fines psiquiátricos. Fueron los efectos secundarios, es decir mediante la serendipia, que permitió detectar su aplicación en psiquiatría. La cloropromacina, por ejemplo, se desarrolló como un antihistamínico, parte de una mezcla que se utilizaba en neurocirugía. La imipramina se utilizó primero como antipsicótico, por su parecido estructural a la cloropromacina. Los enfermos con esquizofrenia que recibían la imipramina, no mejoraba de su psicosis, pero si de su estado de ánimo. La misma historia, se repitió con los inhibidores de las monoaminas oxidasa, específicamente con la iproniacida. Esta, utilizada como agente antituberculoso, y aun cuando no mejoraba los enfermos de sus pulmones, si mejoraba de su estado de ánimo. Mucho tiempo después, se supo que esta sustancia aumentaba los niveles de catecolaminas en el cerebro, y que esto podría ser la explicación del efecto antidepresivo.

Sin embargo, la cocaína, promovida por Sigmund Freud, no mejoraba la depresión, aun cuando elevaba también los niveles de catecolaminas. Pero nadie recordó este hecho. Pero esto no sólo sucedía en psiquiatría, la medicina en Estados Unidos de Norteamérica iba a cambiar radicalmente a partir de la década de los años 50s del siglo XX. Antes de esa época había alrededor de 50,000 medicamentos, jarabes, elixires, remedios a base de hierbas e ingredientes secretos. Una serie de laboratorios farmacéuticos iniciaron la venta de sus medicamentos que denominaron de manera eufemística "éticos", y que después se llamaron de patente. Hasta ese momento, ningún grupo tenía que demostrar que sus drogas eran seguras y efectivas. La asociación americana de medicina propuso un departamento de propaganda, para investigar a las llamadas medicinas de patente. Las investigaciones se publicaban en una revista especializada, misma que después dio origen a los libros llamados PLM. De esta manera, la AMA (American Medical Association) se convertía en el vigilante de la industria farmacéutica, situación que no duró mucho tiempo. El propio gobierno norteamericano desarrolló una agencia para tales fines que se llama administración para alimentos y drogas (FDA). A partir de ese momento, esta agencia promovió que ciertas medicinas podrían ser adquiridas, sólo bajo la prescripción médica. Este hecho, convirtió a los médicos en prescriptores de medicamentos. Ellos controlaban el acceso público a los antibióticos y a los nuevos medicamentos, cualquiera que fuera su utilidad. Esto llevó a un interés financiero y económico entre la industria farmacéutica y los médicos. A partir del año de 1952 se permitió la inclusión de comerciales de nuevos fármacos en las revistas médicas. Además, la AMA, se opuso por varios años a que la FDA decidiera cuáles drogas eran efectivas para qué tipo de padecimientos. Esta prohibición no duró mucho, y cuando se levantó, surgieron fenómenos publicitarios patrocinados por las asociaciones médicas y los laboratorios farmacológicos. La meta de esto fue que la industria farmacéutica tuviera el aval de médicos de reconocido prestigio, para vender sus drogas. Este era, el ambiente médico y de la industria farmacológica, cuando se descubrieron las drogas que se han mencionado previamente, útiles en psiquiatría. Aunque las tres primeras sustancias fueron descubiertas en Europa, pronto llegaron a Norteamérica. La cloropromacina, fue recibida como la droga maravillosa. Lo mismo ocurrió con el ansiolítico meprobamato y la iproniazida. El problema con el que se enfrentaban los laboratorios farmacológicos, era que la gran mayoría de los psiquiatras de la primera mitad del siglo XX, eran también psicoanalistas, ellos pocas veces prescribían medicamentos, e incluso algunos de ellos los consideraban, algo así como drogas que boicoteaban la terapia. Es en ese momento, fue cuando las campañas de mercadotecnia modularon su mensaje, diciendo que estos medicamentos no eran curativos, pero permitían que el paciente se sintiera mejor, y que reciba la terapia correspondiente. Sin embargo, pronto se detectaron irregularidades.

La cloropromacina se había estudiado únicamente en 150 pacientes psiquiátricos, antes de llegar a Norteamérica. Tenía un efecto sedante, pero además, después de cierto tiempo de usarla, aparecían alteraciones motoras. Para los médicos de la época, toda nueva droga, tenía cierta similitud con los antibióticos. Por ejemplo, los antidepresivos, se proponían como euforizantes. Los antipsicótico como medicamentos que volvían a la realidad a los pacientes, etcétera. Los psiquiatras investigadores fueron desarrollando hipótesis bioquímicas sesgadas, por estos mismos efectos. Si los antidepresivos elevaban los niveles de serotonina y catecolaminas, luego entonces, la causa de la depresión era una baja de esta sustancia; si los antipsicótico, bloqueaban la actividad de la dopamina, luego entonces la esquizofrenia y otras psicosis, eran producto de un exceso de este neurotransmisor.

Varias décadas después, se pudo comprobar que una cosa es el mecanismo de acción de las drogas, y otra muy diferente la fisiopatología de una enfermedad. Los nefrólogos, no supone que el mecanismo de acción de las drogas antidiuréticas, esté corrigiendo las causas de la insuficiencia renal. Todos los hallazgos terapéuticos de medicamentos psiquiátricos en la primera mitad del siglo XX fueron fortuitos, pero no decisivos para el tratamiento de las enfermedades psiquiátricas, las nuevas generaciones de psicofármacos, han reducido los efectos secundarios, pero no han mejorado la potencia. ¿Cómo pudo suceder esto? ¿Cómo fue que los psiquiatras permitieron que les dieran gato por liebre? Una posibilidad es que los psiquiatras hayan estado tan necesitados de sus "balas mágicas", como en otras especialidades, que aceptaron fácilmente ciertas drogas, que resultaron no ser lo que prometía. La primera generación de psicofármacos simplemente alteraba el funcionamiento normal del cerebro y a la larga producían efectos secundarios más severos que la enfermedad. La otra posibilidad, que no excluye la primera, es que muchos de los líderes de la psiquiatría fueron comprados por la industria farmacéutica. Se tiene evidencia por ejemplo, de que la mala prensa y el exceso de películas amarillistas con temas psiquiátricos, en donde se utilizaba la terapia electroconvulsiva, de una manera negativa recibieron apoyo de la industria farmacéutica. La razón, es que este procedimiento, es un par de órdenes de magnitud más efectivo que cualquier antidepresivo hasta el día de hoy, la segunda razón es que cuesta varios órdenes de magnitud menos que cualquier antidepresivo por seis meses o un año.

LAS PRINCIPALES TEORÍAS QUÍMICAS DE LOS TRASTORNOS PSIQUIÁTRICOS.

Los neurotransmisores que fueron investigados en la segunda mitad del siglo XX fueron: la serotonina, la dopamina, la acetilcolina, y el GABA. Curiosamente, eran los neurotransmisores para los que había tecnología y métodos para poder medirlos, teñir sus células, y para los que se había detectado las vías de síntesis y destrucción. Esto fue una postura reduccionista, no mal intencionada, pero que ocultó las limitaciones del conocimiento y de la tecnología.

El caso de la serotonina es muy ejemplificador de lo que he dicho previamente. Se hizo un reporte por Malcom Bower de la Universidad de Yale, en donde se encontraban niveles bajos de un catabólico de la serotonina en el líquido cefalorraquídeo de enfermos deprimidos. Era el ácido 5-hidroxi indol acético (5-HIAA). Esta sustancia estaba por debajo de los niveles normales, pero no de manera significativa, comparado con los controles sanos. Lo mismo fue reportado en la universidad de McGill en Canadá. En 1974, el grupo de Bower, utilizando cromatografía líquida de gases, con detectores mas potentes (electroquímicos), encontró que no había diferencia entre el 5-HIAA de enfermos deprimidos y voluntarios sanos.

Schildkraut había publicado la hipótesis de la deficiencia en monoaminas (serotonina y catecolaminas), en la depresión mayor, en base a evidencias secundarias, farmacológicas. Esto es, del mecanismo de acción de las drogas. No por la medición directa de los neurotransmisores en cuestión, sino por inferencias basadas en premisas psicofamacológicas.

La reserpina, un alcaloide que se obtiene de la planta Rawolfia Serpentina, reducía los niveles de serotonina, norepinefrina y dopamina en el sistema nervioso. La reserpina era utilizada entonces como antihipertensor, y algunas personas que la recibían, con esa indicación, se deprimían cuando tomaban la reserpina. Pero cuando se hizo una revisión del porcentaje que tenía ese efecto secundario, resultó que solo era el 6 %. Un grupo de investigación inglés, había usado reserpina como sedante en enfermos deprimidos, y resultó que estos mejoraban incluso de su depresión. Mendels y Frezer, encontraron que en muchos modelos animales, la reserpina no inducía necesariamente depresión, aunque si un estado de sedación. Esto último no era una novedad, pues había sido reportado 10,000 años antes, en los libros médicos de la India, los Ayur-Vedas. La infusión de la planta Rauwolfia Serpentina era usada para sedar a las personas en la India desde antes que se establecieran las primeras civilizaciones en Europa.

En 1975, la hipótesis de la deficiencia de serotonina en la depresión es resucitada por Marie Asberg en el Instituto Karolinska en Estocolmo. Ella y su grupo reportan que por lo menos el 30 % de sus pacientes deprimidos con ideación suicida, tenían niveles de 5-HIAA bajos. El grupo de Asberg afirmó que por lo menos hay un subgrupo de enfermos con depresión que tienen una deficiencia de serotonina. Lo que la doctora Asberg no dijo en su discusión, era que la curva de distribución de los niveles del metabolito de la serotonina, en los voluntarios sanos, también mostraba una distribución Gaussiana (normal), con una variación en niveles de serotonina, en paralelo con los enfermos deprimidos.

En 1984, un grupo del National Institute of Mental Health, estudio el comportamiento de pacientes con depresión, con niveles bajos de serotonina, contra enfermos deprimidos con niveles normales, y la respuesta que ambos grupos tendrían, con la amitriptilina, un antidepresivo tricíclico, que actúa inhibiendo la recaptura de serotonina, y aumentando su disponibilidad en la hendidura sináptica. La hipótesis era que aquellos con niveles de serotonina más bajos, recibieran el mayor beneficio de un "antídoto" para su depresión. El investigador líder el doctor James Mass, describió, que contrario a lo esperado, no hubo diferencias en la respuesta a la amitriptilina, en base a su perfil farmacodinámico. "El aumento o disminución de la serotonina, no tienen nada que ver con la respuesta a los antidepresivos." En la década de los años ochenta del siglo pasado, ya estaba en el mercado farmacéutico Prozac, la fluoxetina, fue anunciada, como un inhibidor selectivo de la serotonina, y había que apoyar que la serotonina estaba deficiente en la depresión, y esto hizo que se sepultaran las evidencias antes anotadas.

La fluoxetina no es un inhibidor selectivo de la serotonina, uno de sus metabolitos activos, la norfluoxetina, tienen un efecto sobre la recaptura de la norepinefrina. El éxito de este medicamento, fue lo que facilitó su prescripción, ya que la dosis de inicio de 20 mg diario, administrada una vez al día, era en la mayoría de los casos, eficaz para mejorar el 40 % de los enfermos con depresión. Pero su eficacia, es decir el porcentaje de enfermos que responden a ella no fue diferente de la clorimipramina, un antidepresivo tríciclico, que tenía varias décadas en uso. Otra diferencia significativa, fue que había menos efectos secundarios, que con el uso de los antidepresivos tricíclicos, y eso aumentaba la adherencia terapéutica. Es decir, menos pacientes dejaban de tomar el antidepresivo por causa de efectos secundarios.

Pedro Delgado y su grupo, por entonces en la Universidad de Columbia, en New York, hicieron un trabajo, que puso al descubierto, que una cosa era el mecanismo de acción de los antidepresivos, y otra muy diferente el que estos estuvieran corrigiendo la causa de la depresión.

Ellos administraron una mezcla de aminoácidos, en enfermos deprimidos, que ya estaban mejorando con sus antidepresivos. Unos con fluoxetina (que aumenta los niveles de serotonina) y otros con antidepresivos que aumentan los niveles de norepinefrina. En la mezcla de aminoácidos, no estaba el L-triptófano. Este es el precursor de la serotonina. Y los otros aminoácidos que se daban, interferían con la síntesis de ese neurotransmisor. Además se controlo la dieta de ambos grupos de enfermos, para que no recibieran alimentos ricos en L-triptófano. Este aminoácido es de los llamados esenciales, es decir, se tienen que ingerir en la dieta, porque el cuerpo humano no lo fabrica. En resumen, se buscaba disminuir la serotonina en el sistema nervioso.

El resultado de ese trabajo fue que únicamente los enfermos deprimidos que estaban mejorando con fluoxetina, recayeron en su depresión, pero no los que tomaban otros antidepresivos. Si se hacía la misma manipulación, con enfermos deprimidos no tratados, estos no empeoraban de su depresión. Tampoco se observaba que sujetos voluntarios sanos se deprimieran cuando se bajaban sus niveles de serotonina.

Las conclusiones de este estudio fueron, que se requiere de ciertos niveles de serotonina, para que se inhiba su recaptura, es decir una verdad de Perogrullo. Pero esto no indica que estuvieran bajos y que la fluoxetina fuera el antídoto de la depresión.

Aclaro, lo anterior no significa que los antidepresivos no sean útiles en la depresión. Pero, una vez más los laboratorios farmacéuticos impusieron una hipótesis desacreditada, que era la coartada perfecta a sus productos. Medicamentos con liberación directa de serotonina de la terminal sináptica como la fenfluramina, no mejoran tampoco la depresión. Lo mismo podríamos decir de los que liberan catecolaminas, como la cocaína, las anfetaminas, en un periodo corto, podrían mejorar el cuadro clínico, para luego agravarlo. Esto es, si se aumentan los niveles de serotonina, norepinefrina, dopamina de manera aguda, no se alivia la depresión, luego ¿por qué se requieren dos a tres semanas para lograr una mejoría clínica con lo antidepresivos?

En la actualidad, algunos investigadores sostienen, que la hipótesis de la deficiencia de serotonina en la depresión es algo equivalente a lo que se decía hace décadas con respecto a la masturbación, es decir que producía demencia, ceguera, o el crecimiento de pelos en las palmas de las manos.

La misma historia se repitió con la dopamina y la esquizofrenia. Las hipótesis bioquímicas al respecto surgen nuevamente de evidencias farmacológicas indirectas. Usuarios de estimulantes como anfetaminas y cocaína, desarrollan cuadros psicóticos parecidos a la esquizofrenia. Los antipsicóticos, bloquean los receptores D2 del sistema de la dopamina, luego entonces, en las psicosis en general y en la esquizofrenia en particular, debe de haber una hiperactividad de la dopamina.

Salomon Snyder y su grupo en John Hopkins Medical School, encontraron que había dos subtipos de receptores de dopamina que eran bloqueados por los antipsicóticos, D1 y D2. De inmediato dieron la noticia a los periódicos (ojo, una estrategia usada ahora por los algunos científicos, que antes de publicar sus resultados en revistas de circulación científica y con árbitros, dan la noticia a los periódicos, para ganar la exclusividad en sus resultados). El New York Times publico: "Un aumento en los niveles de dopamina en el cerebro puede ser responsable de que la información sensorial inunde el cerebro de los esquizofrénicos. Pero si se bloquean los receptores de esta molécula con los neurolépticos, se pone fin a los sonidos y visiones que no son reales".

Pero cuando otro grupo midió los niveles de dopamina y su metabolito en ácido homo vanílico, en el líquido cefalorraquídeo, resultó que estos eran similares a los de los voluntarios sanos. En 1975 Robert Post de NIMH encontró resultados parecidos, no diferencia en niveles de dopamina y sus metabolitos entre esquizofrénicos y controles. Los investigadores ahora fueron por los receptores D2, los cuales podían estar hipersensibles, a pesar de que los niveles de dopamina fueran normales, y esto hacer que el resultado final fuera la hiperactividad. En los reportes iniciales, esto fue lo que se encontró: "Un aumento del 70 % en los receptores D2 en enfermos con esquizofrenia". Sin embargo, todos ellos estaban medicados previamente con antipsicóticos. Y este upo de manipulación en animales aumenta los niveles de los receptores a dopamina, y luego se demostró que también en humanos. Utilizando la tomo grafía por emisión de positrones, en esquizofrénicos sin tratamiento con antipsicóticos, se observó que no había tal aumento de los receptores D2.

El mismo argumento de elevación o baja de neurotransmisores se ha empleado en muchos casos, argumentando que los medicamentos que se emplean con la idea de ser el "antídoto", para la etiología o la disyunción que causa la enfermedad. Otro ejemplo es el del metilfenidato o Ritalín. Tan pronto como se conoció que su mecanismo de acción era aumentar los niveles de dopamina cerebrales, se afirmó que los niños con atención deficiente tenían deficiencia de dopamina, una especie de Parkinson de niños, pero sin temblor, ni aumento de tono muscular. Y que el Ritalin, corregía eso.

En la actualidad sabemos que esos medicamentos funcionan, pero el mecanismo de acción no es a través de corregir el defecto inicial. Nadie pretende que una esquizofrénico se cure tomando antipsicóticos. Estos producen mejoría en algunos de sus síntomas, pero empeoran otros. Lo mismo se puede decir de cada uno de los medicamentos usados en psiquiatría. La razón de lo anterior es clara, se han utilizado modelos mercadotécnicos y pseudocientíficos para que se pueda seguir prescribiendo medicamentos, que aunque efectivos, son siempre sintomáticos, en el mejor de los casos.

LOS TRANQUILIZANTES MENORES

Después de los barbitúricos, en donde la dosis terapéutica y benéfica, estaba muy cerca de la dosis letal, las benzodiacepinas, el meprobamato, el clorodiacepóxido, dicepam, bromacepam, clonacepam, etc., fueron una especie de bendición, pues estaban a prueba de efectos letales, pues el margen entre las dosis útiles y las fatales es muy amplio.

Se les llamó en los medios de divulgación y entretenimiento, "las píldoras de la felicidad". Era un lugar común recomendar Miltown (meprobamato), como lo fue después el Valium. Se decía que las benzodiacepinas eran seguras, que actuaban únicamente como ansiolíticos, que no eran adictivas a dosis terapéuticas. Sin embargo, la FDA empezó a recibir cartas que narraban la imposibilidad para suspenderlas. Si bien en muchos casos, no aumentaban las dosis, ya no eran eficaces para el manejo de la ansiedad, en un tiempo de 4 a 6 meses, y si se intentaban dejar bruscamente, las personas narraban insomnio, ansiedad mayor a la que había motivado la toma de esas moléculas. Pero lo peor era que si causaban adicciones, pues al ir bajando sus efectos como ansiolíticos, las personas iban escalando las dosis, hasta tomar cuatro a sexis veces las dosis terapéuticas sin efectos terapéuticos sobre la ansiedad.

Fue en la década de los años setenta en que las benzodiacepinas iniciaron su cuenta regresiva, en cuanto al número de prescripciones. Uno de los casos famosos de dependencia a estas sustancias fue el de la esposa del presidente Gerald Ford, Betty Ford, que tuvo que ser admitida en una clínica de rehabilitación, para dejar de tomar la benzodiacepina, prescrita por su doctor.

En la década de los años ochenta, en el DSM-III, ya aparece en el capitulo de adicciones, que ha continuado hasta la fecha actual en el DSM-5. Este se llama "Trastorno por consumo de sedante e hipnóticos o ansiolíticos.

Sin embargo, la prescripción de las benzodiacepinas nunca desapareció por completo. Las moléculas se fueron modificando, el alprazolam (Xanax en EUA, en México Tafil), triazolam (Halcion), y los hipnóticos no benzodiacepínicos, pero que igual actúan en este tipo de receptores, como zolpidem (Stilnox, Nocte), Zaleplom (Sonata), que siguen siendo prescritos. En un artículo del conocido psicofarmacólogo, Stephen Sthal se llamó: "Don't ask, Don't Tell, But Benzodiacepines Are Still the Leading Treatment for Anxiety DIsorders." Publicado en el Journal of Clinical Psychiatry, se comentaba que el numero de prescripciones se había aumentado de 69 millones en el 2002, a 83 millones en el 2007.

Lo anterior se puede explicar, porque ciertamente las benzodiacepinas son eficaces en el manejo agudo de la ansiedad. El lapso máximo de eficacia es de 4 meses. Si se pudiera seguir la regla de oro de las benzodiacepinas: "el menor tiempo, con la menor dosis efectiva", muchos de los problemas que acarrea el uso de estas moléculas serían mínimos. Pero si al paciente no se le da mas estrategias para el manejo de su ansiedad e insomnio, que la toma de medicamentos, este se aferrará a su "píldora de la felicidad".

En mi especialidad de psiquiatría y sub-especialidad en trastornos del dormir, siempre me he preguntado porque las personas toman medicamentos hipnóticos, por si no duermen. Esto es, no se esperan hasta que aparezca la dificultad para dormir. Lo que los insomnes hacen, resultaría absurdo, si se aplicara su lógica, para los dolores de cabeza. Una persona con cefaleas frecuentes empezaría a tomar analgésicos, por si me duele en el día la cabeza.

El abuso de las benzodiacepinas se debe a falta de educación de los médicos a sus pacientes. En todos los reportes por grupos especiales de psiquiatras y psicofarmacólogos se viene insistiendo en sus efectos secundarios, en áreas de memoria, reacción psicomotora, sedación, tolerancia y síndrome de supresión. Pero sin embargo se siguen prescribiendo. Este es otro ejemplo de medicamentos que son útiles por periodos cortos de tiempo, y son eminentemente sintomáticos.

Las benzodiacepinas actúan en sitio que se localiza en los receptores a GABA-A, y que suma el efecto del propio GABA (ácido gama amino butírico), uno de los neurotransmisores inhibitorios en el sistema nervioso de los mamíferos. La exposición repetida y continua de benzodiacepinas, produce fenómenos de regulación hacia abajo, de sus receptores, por lo que a la largar se van a requerir dosis muy altas para lograr el efecto deseado, habrá un síndrome de supresión al dejarse bruscamente, a esto se le llama, síndrome de supresión.

En un sentido práctico, las benzodiacepinas, siguen los lineamientos para poder considerar a una sustancia adictiva. Aún más, es un tipo de adicción inducida por los médicos, es decir iatrogénica. Los afectos a largo plazo son inducción de tolerancia a sus efectos hipnóticos o sedantes. Aparición de alteraciones cognitivas, y hay un aumento de depresión en las personas que son usuarias crónicas.

 Hay un subgrupo de personas, que si bien no aumentan las dosis de las benzodiacepinas, siguen teniendo síndromes de supresión al suspenderlas. Aun cuando estos sean graduales. Esto sucede con las benzodiacepinas de vidas medias cortas, de menos de 12 horas. En estos casos, puede funcionar la administración de una benzodiacepina de vida media larga, para bajar la primero, y luego la segunda, saldría del sistema más fácilmente.

¿POR QUÉ SE PERSISTE EN EL DIAGNÓSTICO DE ESQUIZOFRENIA?

Este diagnóstico parece que ha servido más para identificar a los psiquiatras con el resto del mundo, que a los propios pacientes, para quienes una vez asignado este, sirve de estigma y de marca registrada de una tara, que por desconocimiento popular es sinónimo de peligro. Sin embargo, hay mas asesinos y ladrones entre los llamados cuerdos o no psicóticos, que entre los esquizofrénicos, pero el diagnóstico sirve como la coartada perfecta para el *status quo* del sistema.

Desde hace casi 30 años, el diagnóstico de esquizofrenia. ha sido objeto de una extensa crítica de su validez como objeto de investigación científica. También ha sido identificada por sus consecuencias sociales negativas y por propio derecho como se ha mencionado.

Esto plantea la pregunta de por qué la etiqueta se conserva como una forma de valor profesional y social. Los autores que han abordado este tema de la esquizofrenia como atributo fundamentan el éxito de los intereses materiales de la profesión de la psiquiatría, pero aquí este argumento es insuficiente ¿Cuáles éxitos? Me baso en lo que llamo la cuenta de referencia para explicar por qué persiste el diagnóstico de esquizofrenia. A pesar de sus problemas, sugiero que la etiqueta siga existiendo porque, en ciertos contextos de uso, se refiere con éxito a algunos aspectos de la realidad y por ser una forma de evolución como muchas de las enfermedades psiquiátricas, que en "el ensayo y error evolutivos", pasan a ser "bajas colaterales". La esquizofrenia probablemente se descomponga y sea reemplazada por términos de diagnóstico más precisos, pero por el momento es coherente y por unanimidad ante la falta de una mejor alternativa debe de ser mantenida, con reservas, como la geometría Euclidiana, una variante en el teorema de Bayes de filtro de la realidad y de agente en las teorías del Yo filosóficas.

Mientras tanto, los psiquiatras de alto perfil (por ejemplo, Torrey, 2013; Lieberman, 2015) promueven la opinión de que la esquizofrenia es una enfermedad cerebral, aunque tampoco estas voces psiquiátricas prominentes, ni otras personas del campo de las neurociencias están en posición de delinear una unificación del proceso fisiológico básicos, de mecanismos o procesos que puedan explicar la serie de manifestaciones sintomáticas de esas anormalidades cerebrales, de lo que llamamos esquizofrenia. En 2018, el diagnóstico de esquizofrenia todavía se hace sobre la base del comportamiento en lugar de la patofisiología. Todavía no se puede demostrar que es una enfermedad cerebral por si misma, que terminaremos bautizando como: "Esquizofrenia", porque hasta ahora el diagnóstico no es análogo a la demencia de cuerpos de Alzheimer o Lewy; que al examen postmortem nos confirmaría o negaría su presencia. Tampoco tenemos un reto con L-DOPA que nos permitiría saber si es enfermedad de Parkinson al atenuarse el temblor de reposo.

EN CONTRA DE LA ETIQUETA DE ESQUIZOFRENIA

En días previos publique en este mismo muro, un estudio en el cual, los diagnósticos en psiquiatría eran validados por su grado de incapacidad en los pacientes, no por sus manifestaciones conductuales. Yo como paciente con Gilles de la Tourette, estoy incapacitado para socializar, para tener un trabajo frente al publico, nadie toleraría mis insultos. Otro enfermo con disfunción eréctil es su incapacidad, no la conducta, lo que lo obliga a él o a su pareja a ir al médico. En el caso de la esquizofrenia, y no es el único en la neuropsiquiatría, hay una condición de no aceptación de la enfermedad. No es que mientan o simulen. Se llama anosognosia y es otro engaño del cerebro enfermo.

107

Aproximadament 70 % a 90 % de los esquizofrénicos y maniacos no se reconocen enfermos, y se les dificulta reconocer los síntomas de la enfermedad. Esto retrasa el tratamiento, la posibilidad de rehabilitación y la ayuda familiar. <u>ES UNA ANOSOGNOSIA NEUROLÓGICA</u>

La historia de la controversia sobre la esquizofrenia se ha dividido en dos oleadas históricas. Polonia (2007) describe a los "críticos sociopolíticos" (incluyendo a R.D. Laing, Thomas Szasz y Michel Foucault) y "críticos científicos". La antigua rosa a la prominencia en la década de 1960 y 1970 argumentando que las enfermedades mentales (incluyendo, lo más prominente, esquizofrenia) no existen (Szasz, 1961); que las experiencias que denominamos esquizofrenia son mejor entendido en términos de lo espiritual y lo psíquico como una forma de crecimiento (Laing, 1967) y que en la psiquiatría los diagnósticos (incluyendo la esquizofrenia) representan principalmente una forma de control social tecnocrático de comportamiento desviado (Foucault, 1967). El último se ha vuelto más prominentes desde la década de 1980, y "Sigue una línea menos radical", fundada en una crítica de la esquizofrenia como constructo científico (Polonia, 2007, p. 168). Autores como Richard Bentall (por ejemplo, Bentall, Jackson y Pilgrim, 1988; Bentall, 1993; 2003), y Mary

Boyle (2002) han argumentado que la esquizofrenia no es un concepto científico válido. Bentall et al. (1988) hizo una temprana e influyente llamada a abandonar el concepto de esquizofrenia, principalmente sobre la base de que no puede servir como una variable independiente en el género nomotético. La investigación cuantitativa que ha llegado a dominar psiquiatría científica y psicología, incluso ellos discutieron que el diagnóstico es insuficientemente fiable y que carece de la validez de un constructo, o de un análisis factorial y los análisis de grupos han revelado que sus síntomas.

No logran cohesionarse en la medida en que sería de esperarse si se tratara de un síndrome unitario. Promover, Bentall et al. (1988) argumentan que la esquizofrenia carece de validez predictiva y especificidad etiológica, dos características que consideran importantes para cualquier diagnóstico médico.

Boyle sostiene que el patrón necesario de regularidades para inferir la existencia de una "esquizofrenia" distinta nunca ha sido observado y que la esquizofrenia es una ilusión, sostenida por los hábitos del habla y el pensamiento.

En el transcurso de un examen detallado de la historia de la esquizofrenia, ella argumenta primero que las presiones históricas sobre la profesión emergente de la psiquiatría hicieron a sus practicantes propensos a aceptar un diagnóstico medico-neurológica, y segundo que las reglas de correspondencia para inferir la presencia. de la esquizofrenia han cambiado con el tiempo, fallando para dar evidencia consistente de una realidad existente al fenómeno subyacente.

La crítica de validez de la esquizofrenia no es solo una cuestión de interés científico seco o frío. El tema se calienta particularmente debido al profundo impacto que el diagnóstico puede tener en la vida de aquellos que lo reciban y sus familiares. Zachar ha señalado que el debate sobre el estado metafísico de los constructos en psiquiatría tiene un impacto práctico significativo en la vida de la gente:
Como disciplinas aplicadas, la psiquiatría y la psicología clínica intervienen constantemente en las personas.

Psiquiatras y psicólogos juegan un papel importante en cómo la sociedad decide lo que es lo normal. Y en cómo decide qué tipo de anomalías. son merecedores de que tipo de trato. Por estas razones, las afirmaciones filosóficas sobre si los trastornos psiquiátricos en extensión son reales u objetivos son más que académicos que meramente académicos, tienen implicaciones sobe personas reales y sus familias.

Estas cuestiones son quizás incluso más pronunciadas cuando se considera que la esquizofrenia es probable que se aplique en exceso a ciertos grupos de personas. Metzl (2010) presenta evidencia histórica sustancial al sugerir que, al menos en un contexto de los Estados Unidos, la esquizofrenia se ha convertido en una "enfermedad de los negros"; aplicada en exceso a los negros desde el diagnóstico de 1968 y en el Manual Estadístico de los Trastornos Mentales (DSM) -II y la asociación (en la mente de profesionales) entre la negrura, la violencia y la psicosis. Así los daños asociados a la esquizofrenia se distribuyen de forma desigual, con marginados es más probable que estos grupos los experimenten, aunque las estadísticas de la OMS digan lo contrario el estigma es algo similar al delirio, pero en los normópatas.

La acción del estigma y de la psiquiatría jurídica sobre las autoridades y el hecho de ser sobre diagnosticados son sólo algunas de las maneras del daño tangible de diagnosticar en exceso la esquizofrenia, y mas reciente también a los trastornos bipolares, para personas que tienen variaciones en los estados de animo, sin que cumplan los criterios de cualquiera de los DSM.

¿POR QUÉ LA ESQUIZOFRENIA PERSISTE SINO SE REPRODUCEN?

Más allá de la serie de argumentos presentados, llamados por los estudiosos del tema como externos, además de los argumentos científicos y conceptuales contra la etiqueta de la esquizofrenia, ¿Por qué se ha conservado?

Esta pregunta ha sido abordada principalmente por los mismos investigadores. que han montado la crítica de validez en primer lugar, han proporcionado dos formas de explicación.

1. La basada en aspecto económicos, Peregrino (2007) sugiere que "Un diagnóstico válido debe ser predictivo y describir lo que se supone que debe representar. La esquizofrenia falla en estos criterios y por lo tanto podría decirse que debe ser abandonado como sin valor".

El fracaso para abandonar la esquizofrenia representa así una peculiaridad histórica, que necesita de una explicación. Peregrino da una desde el punto de vista económico, sugiriendo las siguientes razones para la supervivencia del diagnóstico: (1) intereses farmacéuticos, (2) la prevalencia de "bio-deterministas" en el psico disciplinas, y (3) un grado de inversión por parte de las familias en una explicación simplista de esta desviación de la norma.

Boyle (2002) proporciona una explicación histórica, que aunque se superponga sustancialmente con la de Pilgrim, también se basa en un la teoría de Foucault de la "Historia del conocimiento psiquiátrico". Ella sugiere que a fines del siglo XIX, la medicina había alcanzado cierto grado de éxito en proporcionar correlaciones comprensibles entre enfermedades y problemas fisiológicos. La insuficiencia cardiaca del lado derecho del corazón, por ejemplo hace que los pulmones se congestionen y los síntomas son de insuficiencia respiratoria. Una piedra en el tubo que une el riñón con la vejiga, llamado uréter, es la responsable de el cólico nefrítico. La coloración amarilla de las personas con inflamación de la vesícula biliar, era por el taponamiento de los conductos que drenan la bilis. En el área de los comportamientos, la sociedad estaba entonces ya lista para ceder el control sobre todas las formas de desviación a la disciplina de la psiquiatría. Un aparentemente convincente "desorden" llamado esquizofrenia estaba maduro para ser aceptado por el público en general y esto representa su popularidad inicial. Ello atribuye la subsiguiente la supervivencia de la esquizofrenia a diversos elementos: lenguaje, argumentos específicos, hábitos del pensamiento, y la "deseabilidad" de la esquizofrenia para profesionales y público en general, describiendo con estos estados amorfos de ideas delirantes, alucinaciones, despersonalización, cambios en el patrón

113

previo del comportamiento, sin embargo, esto no molestaba a los candidatos a pacientes, esto es, la falta aún el no tener la conciencia de enfermedad, esto es no satisface el criterio de invalidez o sufrimiento de una enfermedad mental, es solo el comportamiento anormal frente a los demás.

Estas explicaciones son lo que Lakatos (1976), podría haber designado cuentas externalistas. Ellos colocan la mayor parte del poder explicativo en factores
externo al contenido de la teoría de la esquizofrenia. y la naturaleza de los fenómenos es un intento de caracterizarla. No deseo refutar los argumentos externalistas (no cabe duda de que los intereses financieros y profesionales de la psiquiatría y las empresas farmacéuticas desempeñan un papel relevante en la supervivencia de la esquizofrenia), pero propongo una explicación alternativa, una explicación adicional que se basa en factores internos de la teoría de la esquizofrenia.
Sostengo que las explicaciones externalistas no pueden hacer todo el argumento explicativo requerido. Los factores externos, como el prestigio histórico de la medicina como profesión, los intereses financieros de la psiquiatría, y los inconvenientes causados por la desviación, no son suficientes para llamar a alguien esquizofrénico, solo si no hay un nombre

mejor a la mano. Y esa es la verdadera razón de que persista el diagnóstico, nuestra cortedad fisiopatológica.

También, la ignorancia, presumiblemente desempeñó el mismo papel en la génesis de los diagnósticos psiquiátricos históricamente desacreditados como el del doctor Samuel Cartwright y la Drapetomania (Esclavos afroamerianos que huían de las plantaciones del sur de Estados Unidos de Norteamérica), la Oligofrenia por onanismo compulsivo, la resolución de las crisis de histeria por un masaje de las glándulas mamarias, que devolvía al útero a su nicho pélvico y más reciente, el trastorno bipolar en los niños. Aunque a decir verdad ninguna de ellas ha tenido el grado de éxito disfrutado por la esquizofrenia.

Una definición operativa de esquizofrenia, que no es la de la American Psychiatric Association y que puede ser de utilidad es la siguiente: Bossong y Niesink (2010): La esquizofrenia en sí misma, es una construcción científica para indicar un grupo de trastornos del cerebro imperfectamente comprendidos, caracterizados por alteraciones en las funciones mentales de niveles superiores, relacionadas con la percepción, la cognición, la comunicación, la planificación y la motivación.

Cuando varios organismos profesionales o autores populares en psiquiatría describen a la esquizofrenia como una "Enfermedad cerebral crónica", parece razonable sugerir que no se están refiriendo con éxito a algo que realmente existe. Sin embargo, cuando los investigadores utilizan el término esquizofrenia para referirse a un "grupo" de trastornos cerebrales imperfectamente comprendidos o para "Construcciones provisionales y arbitrarias", capturan con éxito la heterogeneidad del diagnóstico de esquizofrenia de los DSM.

Un ejemplo reciente es la encefalitis del anticuerpo al receptor NMDA, que puede explicar el 6,5% de los primeros episodios de psicosis (Lennox, Coles, & Vincent, 2012). Esta enfermedad fue identificada con éxito en 2007 (Dalmau, Gleichman, & Hughes, 2007). Antes de esto, los enfermos de este trastorno eran presentados con psicosis inexplicable y puede que hubieran recibido un diagnóstico de esquizofrenia como la explicación clínica de "mejor suposición" para sus experiencias.

El caso de la encefalitis por anticuerpos del receptor NMDA sugiere que los profesionales de la medicina deben estar alerta a diagnósticos diferenciales en casos de psicosis y deben de tratar de hacer designaciones más precisas que hacer únicamente el diagnóstico "basurero" de la esquizofrenia (en el sentido de que cualquier psicosis que no entiendo su etiología es esquizofrenia).

Sin embargo, los casos de neurología conocidos de trastornos como la encefalitis del receptor NMDA no parecen agotar toda la gama de posibilidades cuando las personas cumplen los criterios para la esquizofrenia. La posibilidad de trastornos neurológicos reconocidos también plantea la perspectivas de otras enfermedades aún no identificadas que emerjan como una presentación clínica de la esquizofrenia.

La esquizofrenia puede no ser un problema biológico unitario. Puede ser un síndrome, pero la sensación continua del concepto, explicativa habla en el sentido de que muchas personas que reciben el diagnóstico realmente se sienten enfermos abrumados, con una serie de problemas que no entienden, por estar en el plano de la primera persona, pero que les molesta y son ego-distónicos y requieren de atención médica. De la misma manera que hay individuos con esta enfermedad que aún no se identifican como afectados y no tienen conciencia de estar enfermos.

He argumentado que el diagnóstico de esquizofrenia sigue sobreviviendo por razones que se extienden, más allá de los hechos sociológicos externos sobre la psiquiatría, y salud mental. El término sigue teniendo moneda social amplia porque, al menos en algunos de los contextos en los que se utiliza, se refiere con éxito. Alguna proporción de personas diagnosticadas con la esquizofrenia probablemente experimente los efectos. de un proceso de enfermedad que la medicina aún tiene que identificar. En estos casos la esquizofrenia se refiere a el proceso de enfermedad en cuestión (pendiente de una cuenta completa).

Aparte de individuos con casos aún por identificar sus enfermedades (que sin ambigüedad tiene un trastorno, aunque uno que actualmente no está reconocido),

Hay otros para los cuales el asunto es menos claro, pero que sin embargo se experimentan a sí mismos. como teniendo una enfermedad. Estas personas han vivido experiencia a la que una etiqueta de enfermedad puede fácilmente apegarse. Bajo estas circunstancias, la esquizofrenia se refiere a un proceso fenomenológico específico, en lugar de un principio identificable a uno biológico.

En ambos tipos de casos, las personas pueden encontrar que el término esquizofrenia "se ajusta" a ellos, y les proporciona un marco que da sentido al por qué de su experiencia ha adquirido una nueva y muy diferente calidad. Ellos, sus familias, y los profesionales de la salud mental, que trabajan con ellos, utilizan el término: "Esquizofrenia" para referirse a los aspectos biológicos reales o a los procesos fenomenológicos. No hay nada inmutable sobre el vínculo entre el término y su referente, pero el emparejamiento proporciona un grado de éxito comunicativo. Mientras no se tenga una mejor manera de denominar a la enfermedad o grupo de enfermedades que ahora llamamos esquizofrenias, por conveniencia seguiremos usándola. Espero que no por mucho tiempo.

CONCEPTO DE LIBRE ALBEDRÍO Y NEUROFILOSOFIA

EL PROBLEME DURO DE LAS ADICCIONES A LAS DROGAS

Por libre albedrío se entiende la capacidad de optar entre distintas alternativas que se nos ofrecen o crear otras nuevas. Nadie ni ninguna ley de la naturaleza puede torcer en principio nuestra voluntad. Nos consideramos capacitados para tomar decisiones. Por ello, va estrechamente vinculado al concepto de responsabilidad (moral, civil, penal, etcétera). Abordado en perspectiva histórica, el denominado problema del libre albedrío se halla relacionado con la moral de los actos, la responsabilidad, la dignidad y el rechazo social, en ética; con la naturaleza y los límites de la libertad humana, la autonomía, la coerción y el control en teoría social y política; con la compulsión, la adicción, el autocontrol, la auto decepción y la debilidad de la voluntad en psicología; con la responsabilidad y el castigo en derecho; con la relación entre mente y cuerpo, la consciencia, la naturaleza de la acción y la personalidad, en filosofía de la mente, teoría cognitiva y neurociencias; con cuestiones sobre la predestinación, el mal y la libertad humana en teología y filosofía de la religión; con cuestiones metafísicas sobre necesidad y posibilidad, determinismo, tiempo y azar, realidad cuántica, leyes de la naturaleza, causalidad y explicación en filosofía y en ciencia; y con los mecanismos cerebrales subyacentes de los procesos psicológicos aludidos en neurociencia.

Hay una explicación diagnóstica (descriptiva) del libre albedrío y una descripción prescriptiva del mismo. La primera pormenoriza los tipos de compromisos mantenidos a propósito del libre albedrío; la segunda es una propuesta para los compromisos que debieran mantenerse. Se parte, en cualquier caso, del supuesto de que la mente y la voluntad controlan algunas acciones del cuerpo.

El debate sobre la existencia o no del libre albedrío atraviesa toda la historia del pensamiento. Muchas expresiones de la cultura (pintura, teatro) lo han reflejado también. La primera edición de esta obra, aparecida en 2002, se centró en los trabajos de la segunda mitad del siglo xx cuando se renovó el interés en el tema, a raíz de los avances registrados en ciencia y filosofía. Esta segunda edición reúne 28 ensayos y agrega los debates desarrollados en la nueva centuria. Desde el siglo xvii, la controversia ha girado en torno a la cuestión determinista y la cuestión de la incompatibilidad. ¿Es verdadero el determinismo?; ¿es compatible o incompatible con el libre albedrío? Las respuestas ofrecidas a esas dos cuestiones han dado origen a las dos principales divisiones en los debates contemporáneos: deterministas e indeterministas, por un lado, y compatibilistas e incompatibilistas, por otro. Se reconocen dos clases de incompatibilistas: la libertaria, que sostiene que, al menos a veces, disponemos de libre albedrío, y la eliminativista, que defiende que carecemos de libre albedrío, atrapados como estamos en el determinismo.

Determinismo y necesidad amenazan la libertad de elección. No cabe escoger donde todo está prescrito, desde el momento en que se dan las condiciones para que se produzca el acto en cuestión. La determinación constituye un tipo de necesidad condicional. En el lenguaje de la lógica modal, el fenómeno o suceso determinado acontece en todos los mundos lógicamente posibles en que se dan las condiciones determinantes (por ejemplo, causas físicas antecedentes más leyes de la naturaleza). William James introdujo la distinción entre deterministas blandos y deterministas duros. Ambos sostienen que toda la conducta humana está determinada. Pero el determinismo duro niega incluso la propia existencia del libre albedrío, en cuanto son conceptos antitéticos.

Cabría preguntarse por qué el determinismo ético persistió a lo largo del siglo XX, siendo así que las leyes físicas —antaño baluarte del pensamiento determinista— se iban alejando de ese tipo de postulados. La mecánica cuántica introdujo el indeterminismo en el mundo físico. Hemos recorrido un largo camino desde que Pierre Simon de Laplace ponderaba los éxitos de la mecánica y la astronomía, unificadas por la teoría de la gravitación de Newton. La física incomodada por Planck cuestionó el determinismo laplaciano. De acuerdo con la teoría cuántica, las partículas elementales que componen el sistema del mundo no tienen posición y momento exactos que pudieran ser simultáneamente conocidos por cualquier observador («Principio de incertidumbre» de Heisenberg). En buena medida, el comportamiento de las partículas elementales, del salto cuántico en los átomos a la desintegración radiactiva, no pueden predecirse con exactitud y solo pueden explicarse mediante leyes probabilistas. Además, la incertidumbre y la indeterminación del mundo cuántico no se deben solo a nuestro conocimiento limitado, sino a la propia naturaleza del mundo físico.

Pese al evidente retroceso del determinismo en el dominio de la ciencia (teoría del caos como ejemplo), los planteamientos deterministas y compatibilistas del comportamiento humano han persistido de manera tenaz. ¿A qué se debe semejante paradoja? Tras reconocer que algunos conceptos eje de la física cuántica podrían aplicarse al libre albedrío (indeterminismo, no localización y participación del observador como modificador del objeto observado), se insiste en que el comportamiento indeterminado de las partículas elementales tiene poco que ver en cómo hemos de pensar sobre la conducta humana; podemos prescindir de la indeterminación cuántica en los sistemas físicos macroscópicos, como son el cuerpo y el cerebro humano, y continuar considerando determinado el comportamiento.

Si resulta que el determinismo no supone ninguna amenaza real contra el libre albedrío porque pudieran conciliarse, no tendría sentido preocuparse por el determinismo en la ciencia. Siendo compatibles, mantendríamos la libertad de desear lo mejor. Mostrar que tal es lo que acontece ha constituido el objetivo de los compatibilistas desde Thomas Hobbes, en el siglo XVII. Más aún, los defensores de la tesis compatibilista han trasladado la carga de la prueba a los incompatibilistas. Para estos, existen dos rasgos del libre albedrío que reflejan su incompatibilidad con el determinismo: escogemos entre un abanico de opciones, y el origen (o fuente) de nuestra elección se encuentra dentro de nosotros, no en algo sobre lo que no tenemos control. La mayoría de los argumentos en pro de la incompatibilidad proceden del primer aspecto:

la exigencia de que un agente actúe libremente, por iniciativa propia, solo si este tiene posibilidades alternativas o podría haber actuado de otra forma. Se trata de la condición AP (The alternative possibilities condition), también denominada condición de la evitabilidad, por cuanto pudo haberse hecho de una manera diferente. Esa incompatibilidad presume, en efecto, la existencia de posibilidades alternativas (o el poder del agente de actuar de otra manera), a modo de condición necesaria para actuar libremente.

Puesto que aquí, por definición, el determinismo no es compatible con la actuación libre, la defensa de la incompatibilidad se esquematiza en el «argumento de la consecuencia». Formulado inicialmente por Carl Ginet, David Wiggins, Peter van Inwagen, James Lamb y, en versión teológica, por Nelson Pike, el argumento de la consecuencia establece, en líneas generales, que, si el determinismo es verdadero, entonces nuestros actos son consecuencia de las leyes de la naturaleza y de acontecimientos de un pasado. Pero no depende de nosotros lo que sucedió antes de que naciéramos, ni, por ende, tampoco las consecuencias de esas cosas, incluidos nuestros actos. Si uno no es capaz de cambiar (el pasado o las leyes de la naturaleza), entonces tampoco podemos cambiar cualquiera de las consecuencias lógicas de principios (principio beta).

En una situación de determinismo, careceríamos de toda opción de actuar de un modo distinto del que actuamos; con el determinismo se descarta cualquier posibilidad de alternativa.

La idea de libre albedrío evoca una capacidad de elegir que ni remotamente se asemeja a un proceso físico, sino al concepto de yo, mente o consciencia. De ahí que muchos no admitan su adquisición en el curso de la evolución por selección natural, encadenada a una cadena de acontecimientos físicos causalmente conectados. Los enfoques biológicos modernos del problema de la elección se proponen revelar los mecanismos nerviosos implicados en la toma de decisiones, en la elección. Algunos autores recurren a parámetros economicistas, pues los organismos operan con recursos energéticos limitados. Dentro del grupo de opciones disponibles hay unas que son mejores que otras. Imaginemos que un animal, tras descubrir la presencia de un depredador, tuviera un sistema nervioso que le indujera a correr directo al depredador. No existe hoy sistema nervioso alguno que induzca semejante conducta. Con el advenimiento de las nuevas técnicas neurofisiológicas de formación de imágenes, se ha avanzado en el conocimiento de los mecanismos subyacentes a la toma de decisiones por primates (humanos y no humanos). Antes, el trabajo biológico principal se había realizado sobre bacterias e insectos, porque comprendemos mejor la genética de esos organismos y presentan sistemas nerviosos accesibles.

A modo de ejemplo, consideremos el fenómeno de la drogadicción, resultado de nuestra capacidad de tomar estimulantes. Conocemos la neuroanatomía, la neurofisiología y las interacciones moleculares del abuso de drogas. En los últimos 15 años, los modelos informáticos sobre los sistemas de procesamiento de la recompensa han añadido otra perspectiva. Los sistemas de dopamina del mesencéfalo son saboteados o perturbados por el abuso de drogas. Esos sistemas endocrinos se encuentran estrechamente vinculados con la forma en que el sistema nervioso pondera las elecciones disponibles.

En buena medida, los debates contemporáneos sobre el libre albedrío se encuadran en la naturaleza de la responsabilidad moral. Rigen el principio de las posibilidades alternativas: una persona es moralmente responsable solo si pudiera haber actuado de una manera distinta. En ictus, lesiones cerebrales, coma y diversas condiciones metabólicas, se arruinan nuestra capacidad de enjuiciar la moralidad de los actos o la capacidad para poder ponderar nuestros estados mentales. En el replanteamiento moderno del libre albedrío han tenido un protagonismo destacado el neurocientíficos Benjamín Libet y el psicólogo Daniel Wegner. Los estudios experimentales de Libet sobre actividad cerebral y producción subsiguiente de experiencia consciente, volición y acción deseada han sido objeto de vivo de debate. Libet observó que los actos voluntarios venían precedidos por una carga eléctrica específica en el cerebro («el potencial de disposición o potencial preparatorio»), que empieza cientos de milisegundos antes de que el probando mostrara consciencia de la decisión que iba a tomar. Por su parte, Wegner sostenía en The Illusion of Conscious Will (2002), que nuestra experiencia de control consciente de la acción voluntaria es una ilusión; las acciones voluntarias se inician a nivel inconsciente y nuestra consciencia de estas vendría causada por procesos físicos cerebrales *a posteriori*

Libet se ganó críticos y partidarios. Algunos le siguen en cierto tramo del recorrido: aceptan la tesis sobre cómo y cuándo se toman decisiones, pero rechazan la idea de que la voluntad sea una mera ilusión. En los ensayos, a los sujetos se les instruía para que indicaran la posición espacial de un punto de una esfera que iba girando en el sentido de las agujas del reloj cuando tomaran una decisión consciente sobre algo, "X" , que Libet describía como decisión, intención, urgencia, voluntad o deseo de hacer un movimiento. (El punto completaba una revolución en menos de tres segundos.) El momento se indicaba a través del movimiento de un dedo de la mano derecha o de la mano entera del sujeto. En tiempo real, el investigador medía el movimiento del sujeto con un electromiograma, técnica que revela la actividad bioeléctrica de los músculos, el momento exacto en que los nervios transmiten la orden motora al aparato muscular.

Un parámetro importante era el potencial de disposición (RP, "The readiness potential"), una medida de actividad en la corteza premotora que precede al movimiento muscular voluntario; por definición, los electroencefalogramas generados en situaciones en que no existe pulso muscular no cuentan como RP.

En promedio, la aparición del RP precedía a la declaración de los individuos sobre el tiempo de su consciencia inicial de X (tiempo W) en 350 milisegundos. El tiempo W informado precede al comienzo del movimiento muscular en unos 200 milisegundos. (El potencial de disposición suele preceder a la decisión de la voluntad entre 500 y 300 milisegundos.) En breve a los −550 milisegundos se producía la respuesta RP; a los −200 milisegundos, el tiempo W informado; a los 0 milisegundos, el músculo comenzaba a moverse.

De acuerdo con la descripción de Libet, si un individuo se percata de su decisión o intención a unos −50 milisegundos, su condición es tal, que el acto procede hasta su cumplimiento sin posibilidad de detenerse por el resto de la corteza cerebral; su resquicio de oportunidad queda abierto a lo largo de 100 milisegundos. El papel del libre albedrío consciente no consiste en iniciar un acto voluntario, sino en controlar si el acto ocurre o no en un lapso de 100 milisegundos, este es nuestra medida de libre albedrio humano. Podríamos considerar las iniciativas inconscientes como un brote cerebral. La voluntad consciente selecciona entonces cuál de esas iniciativas sigue adelante y se realiza y cuáles merecen un veto y se abortan ¿Quién puede frenar un acto motor en último momento? La corteza prefrontal, esto es un elemento de juicio.

Daniel Wegner descarta las intenciones conscientes entre las causas de las acciones. Admitir lo contrario es caer en una ilusión. Unas veces, las personas no son conscientes de sus acciones; otras, creen que realizan intencionadamente cosas que en realidad no lo hacen, y otras veces las personas operan de forma automática, sin motivo aparente.

En el documental "Militares objetores de conciencia" sobre soldados de EUA, un francotirador del US Army, de este grupo de objetores, dice estar apuntando a una plaza, en donde aparece un árabe "sospechoso", con algo en la mano. Segundos después ve al hombre abatido y sangrando en el suelo. Revisa su magazine, faltan seis balas, no tiene memoria clara, pero fu él quien disparo. No hubo contra orden, en el nuevo sistema de entrenamiento optimizan el fuego hacia el enemigo.

El libre albedrío o libre elección es la creencia de aquellas doctrinas filosóficas que sostienen que los humanos tienen el poder de elegir y tomar sus propias decisiones. Muchas autoridades religiosas han apoyado dicha creencia, mientras que ha sido criticada como una forma de ideología individualista por pensadores tales como Baruch Spinoza, Arthur Schopenhauer, Karl Marx y Friedrich Nietzsche. El concepto es comúnmente usado y tiene connotaciones objetivas al indicar la realización de una acción por un agente no condicionado íntegramente ligado por factores precedentes y subjetivos en el cual la percepción de la acción del agente fue inducida por su propia voluntad.

La existencia del libre albedrío ha sido un tema central a lo largo de la historia de la filosofía y la ciencia. El problema del uso de las drogas legales o ilegales es que secuestran el sistema que detiene o frena los 100 milisegundos en que una persona se puede detener y no seguir consumiendo. Hay un lobotomía prefrontal funcional y por un lado la conducta de negación del problema y por otra l ausencia de libre albedrío, pues el cerebro ha sido secuestrado por una la droga adictiva y sabe que en el síndrome de supresión, ingerir una nueva dosis es su mejor medicina. Esa es la mejor prueba de que el adicto a las drogas cancela su libre albedrio y es prisionero de su propia enfermedad.

Otras evidencias al respecto de lo limitado de este concepto de "libre albedrio" provienen de los estudios con gemelos monocigotos, estos comparten el 100 % del material genético, pues provienen de un solo óvulo fertilizado. En estudios en donde se evalúan este tipo de seres humanos separados en etapas tempranas de sus vidas, al reunirse comparten rasgos de carácter, profesiones, estilos de vestir e incluso reaccionan a las mismas bromas. Al estudiar a los padres adoptivos de estos gemelos, se ve que tuvieron poca influencia sobre los hijos adoptivos, esto es la programación genética fue definitiva. En otro estudio, hijos de padres sociópatas, dados en adopción a familias sin este tipo de personalidad, resultaron ser delincuentes con mas frecuencia, algunos casos de padres sociópatas con hijos adoptivos de padres si esta patología, no desarrollaron sociopatía.

¿Qué tanto contribuye el material genético a nuestra forma de ser y enfermedades? Se calcula que de 50 % a 70 %, lo cual da un margen amplio para procesos de aprendizaje y epigenéticos. No estamos predeterminados totalmente por nuestros genes, aunque el margen no de maniobra no es muy amplio. Esto es en especial mas relevante a problemas de enfermedades con carga genética establecida: corea de Huntington, fibrosis quística, hemofilia, solo para nombrar algunas.

TRASTORNOS POR ABUSO Y DEPENDENCIA DE SUSTANCIAS

La utilización de sustancias que modifican nuestra manera de percibir, de reaccionar y de pensar es muy antiguo. Sin embargo se utilizaron muy a menudo con fines religiosos, adivinatorios, y como sustancias productoras de placer. Solo hasta hace un par de siglos, el abuso de estas sustancias se ha transformado en una epidemia. Como ejemplos de lo que he mencionado anteriormente estarían los ritos de Eleusis en Grecia, en donde se ingería un brebaje que contenía, entre otras plantas el cornezuelo de centeno, el cual libera sustancias psicoactivas y pone a los sujetos en trance alucinatorio, con lo cual se pensaba que se había accedido al Olimpo. En nuestro país son equivalentes las ceremonias que hacen los chamanes, con hongos, mezcalina, peyote, alcohol y hasta tabaco salvaje, en donde la base del evento es el mismo, es decir, el generar alucinaciones y un estado eufórico con elementos psicoactivos.

En la mayoría de los países se ha observado un aumento en el consumo de sustancias de las cuales se crea una dependencia. Algunas de ellas son de fácil disponibilidad como el alcohol y la nicotina. Otras requieren de prescripción médica como las benzodiacepinas y anfetaminas; finalmente hay otras sustancias que requieren de la venta ilegal de las mismas, lo cual implica ingresar a una sub-cultura especial, drogas como la mariguana, heroína, cocaína, éxtasis, y algunas otras están en este nivel.

Independientemente de los aspectos biológicos de estas sustancias y tan importantes como estos están las implicaciones sociales. Estas últimas de hecho, marcan gran parte de la estigmatización del usuario de estas drogas

134

como "vicioso", "drogadicto", "marginales". Cuando era estudiante de medicina, me tocó realizar unas prácticas en un Servicio de Urgencias, recuerdo que en una camilla estaba un hombre, campesino, como de 60 años, que se estremecía como con un escalofrío, al mismo tiempo que sudaba copiosamente. Estaba sujeto por unas correas de cuero a la camilla y murmuraba cosas, que no se escuchaban. Los ojos muy abiertos, miraban hacia la pared de enfrente. Cuando me acerque a tratar de oír que decía, uno de los residentes me hizo una seña de que me alejara. Le pregunte a ese médico, que era lo que tenía el campesino, y el galeno me contestó burlonamente: "ese lo que necesita es una botella de mezcal, con eso se la curaría". Pasaron muchas horas para que le dieran atención médica al paciente, pero ese episodio, de un estado de supresión a alcohol, se me ha quedado muy claro, como un ejemplo de la visión distorsionada de la sociedad respecto a las drogadicciones.

Una droga es cualquier sustancia que ingresa a nuestro cuerpo y modifica su funcionamiento. Por ejemplo el ácido acetil salicílico (aspirina), es una sustancia que modifica nuestra percepción al dolor, al mismo tiempo que ayuda a reducir la inflamación y disminuye la temperatura corporal. La aspirina es una droga, como lo es la penicilina, los anticonceptivos y los medicamentos para la gripe. Sin embargo en el ámbito popular, el término droga, se ha reservado para las sustancias que además de producir un cambio en el funcionamiento de nuestro cuerpo, nos producen una dependencia, es decir, una necesidad imperiosa para buscarlas y consumirlas.

¿Qué hace que una sustancia produzca dependencia y otra no? Al parecer la mayoría de las llamadas drogas adictivas producen cambios en las células de que está compuesto nuestro cerebro, es decir las neuronas. En estas células hay unos sitios llamados receptores, en donde actúan las drogas adictivas, y en donde estas, modifican el funcionamiento de las neuronas, al hacerlo hay un acomodo o adaptación de la actividad de las células nerviosas, que por decirlo de alguna manera "se acostumbran" a trabajar con las drogas adictivas. Al disminuir los niveles de estas sustancias adictivas, se desencadena lo que se denomina un "Estado de Supresión", casi siempre una serie de malestares físicos y psicológicos, que llevan al paciente a buscar alivio consumiendo nuevamente la droga adictiva, y de esta manera se crea, literalmente un círculo vicioso.

Algunas personas utilizan mas de dos drogas adictivas, con lo cual se potencia sus efectos deletéreos sobre la salud. Por ejemplo es común que los pacientes adictos a la cocaína sean adictos también al alcohol y que además fumen (adicción a la nicotina). En nuestro cerebro tenemos una serie de estructuras que se activan cuando estamos disfrutando o teniendo placer con alguna actividad, por ejemplo escuchando la 9ª Sinfonía de Beethoven; viendo una película de Andrei Tarkovsy; o leyendo los poemas de Jaime Sabines. También se activa cuando hacemos el amor y cuando frente un atardecer, en las costas de Mazatlán vemos ponerse el sol. Este mismo conjunto de fibras y neuronas se activa cuando se administran las drogas adictivas, liberándose una sustancia llamada dopamina. Está ultima es la encargada de comunicar al resto de las neuronas, mediante una onda de excitación que los que se está haciendo o empleando produce placer. Sin embargo cuando este estimulo químico externo, es el de administrarse drogas adictivas, que se repite continuamente, el efecto sobre la liberación de dopamina disminuye y con ello el efecto euforizante o placentero, entonces el usuario de drogas adictivas aumenta la dosis, para lograr un efecto similar de bienestar, esto se repite varias veces, aumentando en cada ocasión la cantidad de la sustancia adictiva. A este fenómeno se le llama TOLERANCIA, que quiere decir que el paciente tolera ahora una cantidad de sustancia adictiva, que administrada a una persona sin abuso de ella,

137

le puede provocar cambios severos e incluso la muerte.

La suspensión brusca de la administración de una droga, o cuando las necesidades metabólicas a la sustancia adictiva cambian (por ejemplo se elimina la droga más rápido por diarrea o fiebre), se presenta un ESTADO DE SUPRESIÓN, este se caracteriza por una serie de manifestaciones clínicas, exactamente opuestas a las que se observaban cuando se consumía la droga. Por ejemplo, si se era usuario de anfetaminas, las cuales producen un aumento de la atención, aceleramiento de la actividad física y mental, además de aumento de la capacidad para permanecer mas tiempo despierto; cuando se suspende su administración, la persona presenta cansancio, somnolencia e inclusive datos clínicos de depresión.

Una sustancia adictiva es capaz de producir cambios diversos, a continuación enumero algunos de ellos:

1. Intoxicación. Esto se produce por la administración aguda de una sustancia en cantidades considerables, aunque esto puede variar en relación con ciertas características de la persona, y si el consumo es frecuente o aislado. Por ejemplo, con el alcohol, hay gente que se intoxica con cantidades muy bajas, e incluso llega a tener la llamada "Embriaguez Patológica", en donde con

una o dos copas de alcohol, la persona desarrolla un estado de exaltación, agresividad e inclusive hay amnesia a este episodio (falta de memoria o "laguna mental"). En el caso de los sedantes del sistema nervioso, como el alcohol, barbitúricos y algunos benzodiacepinas, la persona intoxicada presenta lenguaje lento, problemas de equilibrio, marcha titubeante, lentitud en general y somnolencia. En el caso de drogas estimulantes como la cocaína o anfetaminas, hay un estado de aceleramiento, tanto en el lenguaje como en los movimientos físicos, puede haber irritabilidad, enojo y de un momento al otro pasar a la euforia. En el caso de la mariguana, la intoxicación, va acompañada de movimientos lentos, risas inmotivadas, y pueden aparecer actitudes de aumento de la atención selectiva a ciertos objetos, que hace aparecer a los sujetos como si estuvieran alucinando.

2. Estado de Supresión. Esta es una alteración específica, que se presenta cuando se interrumpe o se reduce la administración de alguna droga adictiva, o cuando aumenta la demanda de ella, por alguna enfermedad de la persona que las

consume. El síndrome de supresión del alcohol, por ejemplo se acompaña de temblor de manos y lengua, ataque al estado general, nausea, vómito, taquicardia (aumento de la frecuencia cardiaca), debilidad, sudación, aumenta la presión arterial, ansiedad y si hay obnubilación de la conciencia, es decir confusión mental, en donde el paciente no reconoce fácilmente a quien le rodea, o que tenga fenómenos alucinatorios, entonces se le conoce como Delirium Tremens. En el caso de los opioides (heroína, codeína) encontramos que el estado de supresión se acompaña de lagrimeo, salivación excesiva, rinorrea (salida de mucosidad transparente por nariz), dilatación pupilar, bostezos, erección del vello y cabellos (piloerección), taquicardia, fiebre e insomnio. En el caso de los estimulantes (cocaína y anfetaminas), se observa estado de ánimo deprimido, fatiga, sueño intranquilo y pesadillas.

3. <u>Abuso de una sustancia.</u> Esto involucra un patrón no adaptativo, en donde se presentan las siguientes conductas: falla en el cumplimiento de obligaciones laborales, escolares o en el hogar, debido al abuso de la sustancia. Colocarse en situaciones de peligro

personal o legal, para conseguir la sustancia de abuso; continuar en el uso de la sustancia a pesar de problemas de salud, legales e interpersonales.

4. Dependencia a una sustancia. En esta modalidad, ya hay estados de supresión que son "controlados" por la administración de pequeñas cantidades de la sustancia adictiva. Por ejemplo, una persona con dependencia al alcohol, no necesariamente esta intoxicado todo el tiempo, pero tiene que estar consumiendo pequeñas cantidades de alcohol. También hay un aumento en la tolerancia a los efectos de la sustancia adictiva; incapacidad para poder tener control en la sustancia utilizada, es decir no puede dejar de utilizar la sustancia con la mera voluntad, por lo menos no es fácil, ya que tendrá que atravesar por un síndrome de supresión, cambiar su estilo de vida, y generar una nueva concepción de lo que quiere en su vida.

5. Desarrollo de alteraciones psiquiátricas. Si bien la adicción a las drogas es una alteración psiquiátrica por si misma, el uso de sustancias adictivas puede llevar a estados de depresión mayor, de ansiedad severa, y psicosis (pérdida del juicio de realidad). Por ejemplo el

empleo de cocaína o anfetaminas puede dar como resultado un cuadro clínico de psicosis (por ejemplo: psicosis paranoide) muy parecido a la esquizofrenia. Además de estas alteraciones psiquiátricas el uso de sustancias adictivas puede llevar a que las personas se involucren mas fácilmente en actividades de alto riesgo: manejar alcoholizados o intoxicados, promiscuidad sexual sin protección; uso de jeringas compartidas; accidentes y peleas.

El problema de las adicciones es uno de los más importantes de nuestros tiempos. No solo porque se presente el consumo de sustancias que modifican la conducta, ya que esto tiene tiempo que ocurre en nuestro planeta (aunque los adolescentes de cada época piensan que ellos inventaron el consumo de las drogas), sino las dimensiones a las que ha llegado el problema, en donde se ha transformado de un problema individual, a situaciones más complejas, que involucran la distribución, y tráfico de drogas, que impactan a la sociedad en su conjunto. Las adicciones como problema médico se han reconocido hasta hace relativamente poco tiempo. No es de extrañarse que entre la población en general, no se tenga una clara conciencia de qué se tiene una adicción, por ejemplo al alcohol o a la nicotina, ya que son drogas legales, y en donde el consumo de estas es promovido por una parte de la misma población, directa o indirectamente. En Estados Unidos de América, por ejemplo, se tienen buenas evidencias para afirmar, que sólo el 20 % de la población de adictos recibe tratamiento.

Las aproximaciones biológicas al problema de las adicciones también han sido diversas, algunas de ellas son: marcadores genéticos, alteraciones en los neurotransmisores, receptores, neuropéptidos, modelos animales, con técnicas de imágenes cerebrales (ya sea con técnicas de medición de flujo sanguíneo o con mapeo computarizado del encéfalo, resonancia magnética funcional). En este capítulo trataré de presentar un panorama amplio de las adicciones, enfocándome a algunas en particular por sus implicaciones académicas y de prevalencia.

ASPECTOS HISTÓRICOS Y CONTEXTO SOCIAL DEL USO DE SUSTANCIAS ADICTIVAS.

Las sustancias adictivas se han utilizado en todas las culturas a lo largo de la historia (y prehistoria) de la humanidad. Este consumo tiene una serie de funciones. En el ámbito individual esto lleva al alivio de estados mentales y emocionales adversos (v.g.

ansiedad anticipadora antes de una batalla o la atenuación de una fobia social en una festividad), también se han utilizado para aliviar malestares físicos (v.g., dolor, diarrea, males respiratorios), para estimular el funcionamiento y la ejecución de una tarea a pesar de la fatiga o el aburrimiento; y para sustraerse de la rutina diaria. En el ámbito social, también hay una serie de justificaciones a la utilización de sustancias psicoactivas. El alcohol, por ejemplo, es utilizado en diversas ceremonias religiosas tanto en el judaísmo como en el catolicismo. En algunas ceremonias de matrimonios hindú se acostumbra la utilización de opio, lo mismo ocurre con que el peyote y el tabaco salvaje que son aun utilizados por algunos pueblos mesoamericanos.

Registros históricos del uso del alcohol, el opio y otras sustancias psicoactivas aparecen en escritos tempranos de culturas como las que habitaron en Egipto y China. El uso de sustancias psicotrópicas está bien documentado en las culturas americanas (Maya, Azteca e Inca). En la edad media, una forma de hospitalidad, en algunas regiones era la de ofrecer alcohol, opio y otras sustancias psicodislépticas.

En los últimos dos siglos, los avances técnicos, comerciales y políticos, modificaron el tipo, costo, manera de administrarse y disponibilidad de las drogas psicoactivas. Al hacerse más fácil el transporte de mercancía, esto permitió la mayor distribución de drogas a lo largo y ancho del mundo. En el siglo XIX, el desarrollo de la administración parenteral de los medicamentos (inyectados), con fines terapéuticos, hizo que también esta vía fuera empleada para la administración de sustancias psicoactivas. Al mismo tiempo la purificación y síntesis de principios activos de plantas con propiedades psicotrópicas hizo que se contara con productos más potentes y fáciles de introducir ilegalmente. Inclusive los aspectos históricos y culturales han influenciado en los aspectos farmacocinéticos y farmacodinámicos, así como la farmacología de estas sustancias ha afectado su historia y sus usos tradicionales. Un ejemplo de lo anterior lo constituye la reacción de tipo hipertensiva (enrojecimiento facial, sensación de bochorno, cefalea intensa, nausea, vómito), que se observa entre algunos orientales y nativos americanos con la utilización del alcohol. A esta reacción también se le denomina reacción tipo "Antabuse", porqué es similar a la que se observa cuando se administra el disulfiram (Antabuse[(R)]) y el paciente ingiere bebidas alcohólicas, simultáneamente. En las gentes asiáticas, este tipo de respuesta hacia el alcohol hace que las personas dejen de beber y que culturalmente el alcohol no se vea favorecido. Mientras que en EUA, el segundo grupo étnico que bebe alcohol es el de los indios americanos, a pesar de que estos presenten también la reacción tipo "Antabuse". Sólo que estos últimos soportan este tipo de reacciones y siguen bebiendo con el objeto de experimentar otros aspectos de la intoxicación etílica, el soportar estos efectos tóxico es visto como un hecho de hombría y además como una manera de avanzar hacia estados de euforia y bienestar.

El patrón característico del consumo de las sustancias psicoactivas era episódico en el pasado y se observaba en tiempo de celebraciones personales o en celebraciones estaciónales. Una de las consecuencias del avance tecnológico en nuestra civilización, ha sido el uso epidémico o de tipo endémico de larga duración de una serie de sustancias psicoactivas.

ASPECTOS CONDUCTUALES DEL ABUSO DE DROGAS.

En los ultimo años la investigación sobre adicciones y el abuso de las drogas ha reformulado sus paradigmas conductuales. En el nuevo paradigma se ve a la CONDUCTA DE BÚSQUEDA DE LA DROGA, como el principal factor que es además común a todas las adicciones, en contraste a los modelos previos que colocaban al síndrome de supresión y a los fenómenos de tolerancia como los eventos claves para la explicación de las adicciones, pero que a fin de cuentas sólo explicaban las adicciones de un tipo restringido de drogas.

En la figura 1, se observan los cuatro eventos que tienen influencia en la conducta de búsqueda de una droga: (1) Efectos reforzadores positivos de una droga; (2) Efectos de una droga como estimulo a discriminar; (3) Estímulos que condicionan los efectos de una droga y (4) Efectos nocivos de una droga. Los primeros tres eventos promueven el patrón de adicción de una sustancia, mientras que el último lo evita.

(1) El papel de una droga como reforzador. La habilidad de una sustancia para servir como reforzador positivo es el requerimiento mínimo para que el organismo mantenga una conducta de búsqueda de la droga. En estudios con recompensa convencionales, por ejemplo un animal privado de comida es colocado en una caja especial, en donde existe una palanca que proporcionará comida, cuando la luz se encuentre encendida. La comida será identificada como el reforzador positivo. En estudios con reforzadores farmacológicos, la droga será el evento reforzador positivo que sigue a la manipulación de la palanca. En estudios de

auto-administración de sustancias, en donde la droga sirve como reforzador de una conducta, en vez de la comida se pueden utilizar catéteres, implantados en venas o mediante métodos no invasivos, en donde el animal puede recibir la droga oralmente (v.gr. en solución de agua endulzada para su ingesta oral). En estos estudios se ha observado, que muchas drogas que son adictivas en los humanos, sirven como estímulos reforzadores primarios en animales de laboratorio. Estas drogas incluyen: estimulantes como la cocaína, el opio y analgésicos opioides, anestésicos disociativos como la fenciclidina, barbituratos, benzodiacepinas, etanol, nicotina y algunos solventes volátiles. Las principales excepciones son el cannabis y sus derivados así como el LSD (dietil amina del ácido lisérgico) y otros alucinógenos clásicos. Por otro lado las drogas no adictivas, no proporcionan una respuesta positiva. De una droga, en este contexto, se dice que "sirve" como reforzador positivo más que sea en sí un reforzador positivo, ya que hay otros factores que le dan tal calidad, a la sustancia en cuestión. Una droga que sirve como reforzador primario, en ciertas circunstancias puede no ser efectiva en otras circunstancias, como la dosis, las condiciones prevalecientes de acceso, la historia o los antecedentes personales del individuo, con respecto a la droga, son todos eventos que pueden modificar la respuesta a una droga. En experimentos en los cuales se condiciona el lugar de preferencia, diferentes ambientes son presentados a los animales experimentales. En uno se les administra una droga y en el otro se administra una sustancia inerte, Los ambientes difieren en estímulos visuales. Después de varios ensayos, se les permite a los sujetos un acceso libre a los compartimentos y el sujeto seleccionara aquel en el que simultáneamente se le administro la droga adictiva.

(2) El papel de la droga como estímulo discriminador. En estudios en los cuales se presentan las recompensas y estímulos claves, un animal es colocado en una cámara de prueba, en donde al accionar una palanca se le sirve comida. Si la administración de comida solo ocurre cuando hay una luz encendida en la cámara y no cuando esta se encuentra apagada, entonces la luz se establece como el estímulo discriminador. En los estudios en los que la droga actúa como un estímulo discriminador, se hace que el animal obtenga comida después de la inyección de una droga o un vehículo. Después de un cierto tiempo los animales aprenden a discriminar el estímulo de la droga adictiva con una confiabilidad mayor al 90 %. Casi todas las drogas adictivas presentan esta

propiedad sobre los animales experimentales. Sin embargo la habilidad de un animal para discriminar de una droga no indica necesariamente que esta es adictiva, ya que podemos encontrar ejemplos de drogas que por el contrario produzcan dolor u otra situación displacentera y que el animal aprende a distinguir. Sin embargo como en los seres humanos el abuso de las drogas psicotróficas se supone es por sus efectos subjetivos, este modelo de discriminación entre diferentes sustancias por un animal, al parecer, es lo más cercano a lo que ocurre con los seres humanos. Por otro lado la administración de una droga desencadenará la conducta de búsqueda de esta, ya que el animal ha estado en contacto con el estímulo que él reconoce como reforzador primario.

(3) Estímulos que condicionan los efectos de una droga. Los estímulos medio ambientales pueden estar asociados con los efectos de una droga mediante mecanismos de condicionamiento clásico. Asociando estímulos medioambientales con los efectos de una droga o con sus síndromes de supresión se puede modificar profundamente el estímulo primario reforzador de una droga así como la conducta de búsqueda de la droga. Esta área, ha tenido una influencia muy importante, ya que ha permito desarrollar aspectos teóricos sobre la tolerancia, el síndrome de supresión, respuesta a

exposiciones previas a la droga, así como el estudio del medio ambiente sobre el cual se desarrolla el consumo de una droga. Por ejemplo en el caso del tabaco, no es solo el efecto de la nicotina lo que explica la adicción, existen factores asociados como el sabor, el olfato, el fumar con otras personas, inclusive el utilizar otras drogas simultáneamente como el alcohol o la cafeína. Existen evidencias de estudios con cocainómanos, por ejemplo, en donde la utilización simultánea de tabaco, amplifica el efecto placentero de la cocaína, y de otras drogas estimulantes. Esto explicaría en parte las poli-adicciones, comunes de observar en la práctica clínica.

(4) Efectos adversos de las drogas. Los estímulos nocivos de una droga inducen una conducta que tiende a alejar a ese organismo de su consumo. Esto se puede dar mediante dos mecanismos: reforzamiento negativo o castigo, ambos contextualizados en los mecanismos del condicionamiento clásico. En trabajos del grupo de la Dra. Nora Volkow, se ha evidenciado, que sujetos normales, con un aumento en la densidad de receptores D2 dopaminérgicos, la administración de estimulantes del tipo de la cocaína o metilfenidato, producen reacciones displacenteras, como ansiedad extrema, y esto lleva a que los sujetos eviten el utilizar estimulantes del SNC, mientras que otro grupo

de voluntarios, con una densidad baja de los receptores dopaminérgicos D2, al recibir estimulantes, presentaron un efecto placentero. Este trabajo, es significativo, ya que nos indica que el uso de drogas, y la preferencia que se tenga a ellas, no es al azar, sino que existe una vulnerabilidad o labilidad al empleo de estas.

NEUROBIOLOGÍA DE LOS SISTEMAS DE RECOMPENSA

Las drogas de abuso son unos reforzadores muy potentes, esto se logra por una serie de mecanismos. La presencia de propiedades hedónicas y la especificidad neurofarmacológica de las drogas proporcionan un medio altamente específico para el estudio de la neuroanatomía y neurofarmacología del sistema cerebral de la recompensa. Se han propuesto varios sistemas de neurotransmisores en estos mecanismos: dopamina, péptidos opioides, serotonina, norepinefrina, GABA, y algunos neuropéptidos. A niveles neuroanatómico se proponen circuitos que involucran áreas del mesencéfalo, cerebro anterior y circuitos extrapiramidales. En general se propone que el sistema de recompensa cerebral tiene diferentes bases neuroanatómicas y neuroquímicas que pueden tener elementos en común. Este efecto se observa preferentemente en la región en done Olds y Milner, describieron que la estimulación eléctrica es capas de producir, una respuesta operante, de autoestimulación, en donde el animal, se mantenía auto estimulándose, con una palanca, que cerraba el circuito y que le producía placer, capaz de rehusar a alimentarse e inclusive tener actividad sexual. A este fenómeno se le llamó "auto estimulación craneal". Las drogas adictivas, y la estimulación eléctrica, activan el mismo circuito de recompensa. Virtualmente todas las drogas adictivas, producen activación de este sistema cerebral de recompensa: anfetaminas, cocaína, opiaceos, nicotina, fenciclidina, ketamina, canabinoides, benzodiacepinas, barbitúricos y etanol.

Dos grandes sistemas dopaminérgicos que se originan en la porción ventral del mesencéfalo: el sistema nigroestrial y el sistema mesocorticolímbico han sido propuesto como las vías de los mecanismos de recompensa.

La dopamina también parece tener un papel relevante en los mecanismos de recompensa del etanol. Agentes antagonistas dopaminérgicos reducen el número de presiones de la palanca, para que las ratas se auto administren etanol, al mismo tiempo que reducen la cantidad de etanol que se consume en la caja del animal. Dosis bajas de etanol estimulan la actividad locomotora de ciertas cepas de ratas, y produce un aumento marcado en la dopamina extracelular del núcleo Accumbens.

MECANISMOS QUE INVOLUCRAN A LOS PÉPTIDOS OPIOIDES.

Los péptidos opioides modifican la conducta consumatoria en algunos animales, cuando se inyectan intracerebralmente, los péptidos opioides pueden inducir conductas de ingesta de líquidos o de alimentos, mientras que la administración de antagonistas revierte o reducen tales conductas. Los opioides tienen propiedades que estimulan los sistemas de recompensa, por ejemplo, la inyección de estas sustancias en el núcleo Accumbens da como resultado, un aumento de la estimulación intracraneal. Otras regiones en donde se ha visto el papel de recompensa de estos péptidos opioides son algunas zonas del hipocampo y el hipotálamo.

Los opioides (v.g. heroína) tienen una inducción muy rápida a la conducta de autoadministración en animales experimentales. De los diferentes subtipos de receptores opioides, los receptores μ, son los que al parecer juegan un papel relevante en los mecanismos de reforzamiento. Sustancias agonistas de estos receptores producen una disminución dosis dependiente, en la autoadministración de heroína, mientras que cuando se administran los antagonistas de dicho receptor μ, hay un aumento en la auto-administración. Sin embargo los receptores delta-opioides, parecen tener un papel importante también en algunos aspectos motores, que a su vez tienen una correlato con el sistema dopaminérgico. La vinculación entre dopamina y péptidos opioides parece ser estrecha, principalmente en este tipo de mecanismos de recompensa. La administración de opioides induce un aumento en la liberación de dopamina en el núcleo Accumbens, medido "in vivo", en animales despiertos y en libre movimiento. Sin embargo también hay evidencias experimentales de que el efecto de tipo reforzador de los péptidos opioides es independiente de su interacción con dopamina.

El sistema Gabaérgico y las adicciones. Este es el neurotransmisor inhibitorio mas ampliamente distribuido en el sistema nervioso central. Los receptores GABA-A han sido involucrados en los mecanismos en donde se mezclan la acción sedativa y ansiolítica. Los agentes antagonistas de los receptores GABA-A bloquean el efecto anticonflicto, mientras que los agonistas potencia dicho efecto. Los agonistas inversos GABA tiene propiedades ansiogénicas tanto en modelos animales como en seres humanos. Estos resultados sugieren que el estado de los receptores GABA-A pueden determinar los niveles de estrés endógeno.

Todo lo anteriormente expuesto puede ser resumido en un circuito que se ha denominado el circuito de la recompensa. Este conecta elementos del cerebro medio, con la porción anterior de hipotálamo, este fascículo se le ha denominado clásicamente como el fascículo medio del cerebro anterior, compuesto por fibras mielinizadas que conectan el tubérculo olfatorio, la banda diagonal de Broca, el septum , núcleo Accumbens y al hipotálamo.

NICOTINA

Esta sustancia se localiza en forma de alcaloide en la planta del tabaco, por lo tanto esta es la principal forma de consumo. El tabaco puede ser consumido por inhalación de las hojas; por masticación de las hojas procesadas y en forma de polvo o rape administrado por vía nasal.

Existe en el sistema nervioso una familia de receptores llamados nicotínicos, que forman parte del sistema colinérgico, es decir que forman parte de la función de la acetil colina. En el pasado se pensaba que solo existían receptores nicotínicos en las uniones o placas neuromusculares. Pero, posteriormente se detectaron receptores en diferentes regiones del encéfalo, estos son de tipo presinápticos, en su mayoría, y de esta forma regulan la liberación de diferentes neurotransmisores, dentro de los cuales destacan: acetilcolina, dopamina, serotonina y norepinefrina. El conocer que los neurotransmisores antes mencionados, aumentan en su disponibilidad al ingerirse tabaco, es de gran importancia, para conocer el efecto de la nicotina en los diferentes aparatos y sistemas.

El efecto adictivo de la nicotina se ha tratado de explicar por la liberación de dopamina en el estriado y sistema límbico. Lo mismo que el efecto alertante y de aumento de la atención, en donde posiblemente intervienen el aumento de otros neurotransmisores como son la norepinefrina y acetilcolina. El efecto sobre el sistema neurovegetativo, puede ser explicado en gran parte por le liberación que se hace de la acetilcolina y norepinefrina, los dos principales neurotransmisores de este sistema.

El uso de la nicotina en forma de cigarrillos, generalmente se inicia en la adolescencia, y hay evidencias de que cada vez hay un descenso en las edades en que comienzan a fumar. Los jóvenes se inician por patrones de imitación con sus compañeros y para sentirse parte de un grupo. Se ha reportado que existe una predisposición a utilizar nicotina en pacientes deprimidos, ansiosos e iracundos. También es frecuente la asociación entre tabaco y alcoholismo. Los tres principales grupos de pacientes psiquiátricos con mayor porcentaje de adictos a la nicotina, según el reporte de Noemi Breslau y cols., fue con ansiedad y depresión mayor, en una grupo de jóvenes de la Ciudad de Detroit, Michigan.

El consumo de tabaco se relaciona con un efecto eufórico o estimulante en las primeras horas de la mañana. La intoxicación aguda con nicotina se caracteriza por: nausea, salivación excesiva. Dolor abdominal vómito y diarrea. Además puede haber cefalea, mareo y frío en las extremidades. Existen una serie de complicaciones médicas por el uso de esta sustancia: cáncer pulmonar, enfermedad pulmonar crónica, enfermedades cardiovasculares, accidentes cardiovasculares, cáncer de boca, e hipertensión. El fumar durante el embarazo, puede dar como resultado niños con bajo peso al nacer.

Existen evidencias de que algunos enfermos deprimidos fuman para contender con los síntomas de depresión, por ejemplo, aumento de la atención y de la concentración. En una serie de estudio, el que esto escribe y otros autores, han encontrado que la nicotina transdérmica puede mejorar el estado de ánimo de los pacientes deprimidos no fumadores, al mismo tiempo que aumentan el sueño de movimientos oculares rápidos (Salin-Pascual et al., 1997). Al mismo tiempo se vio que en los voluntarios sanos a quienes también se administró parches de nicotina presentaron disminución del tiempo de sueño total, aumento de la vigilia.

Otro de los padecimientos psiquiátricos en donde existe un consumo marcado de nicotina es la esquizofrenia. En este trastorno, los porcentajes de fumadores están entre el 90% y el 95 %. Este hecho, ha motivado que se estudie con detenimiento, cuales pueden ser las causas de esta comorbilidad tan importante. Algunas de las pistas que han surgido, tienen que ver con los aspectos de baja en la concentración y atención (esfera cognitiva), que se han reportado con los pacientes esquizofrénicos. Esto último se evidencia clínicamente por estados de aislamiento social, y por dificultades para mantener el curso y continuidad del pensamiento. También se ha sugerido que el paciente con esquizofrenia aumenta su consumo de cigarrillos o debuta fumando, cuando recibe las primeras dosis de antipsicóticos o neuroléptico. Estos medicamentos, como el haloperidol, la cloropromazina y trifluoperazina, disminuyen los síntomas como alucinaciones, ideas delirantes, al mismo tiempo que producen efectos secundarios como la acaticia (necesidad de moverse continuamente con similitudes a la ansiedad); rigidez y bradicinecia (aumento del tono muscular y lentitud de movimientos). Todos estos efectos, tanto los antipsicóticos propiamente dichos, como los efectos motores, ocurren por el bloqueo de los receptores a dopamina, en diferentes áreas del cerebro. La nicotina, parece atenuar algunas de las manifestaciones motoras o del llamado sistema extrapiramidal.

El fumar en el enfermo esquizofrénico llega a ser la única actividad, relativamente placentera que desarrolla en su vida, lo cual hace que en algunos sitios, los cigarrillos se transforman en objetos valiosos, al mismo nivel de moneda de uso. La dependencia a la nicotina en este grupo de enfermos se ha minimizado, o no se la ha dado la importancia debido. Sin embargo, los enfermos esquizofrénicos, no son inmunes a los efectos del tabaco a los diferentes aparatos y sistemas y también responden a estrategias para dejar de fumar como son los parches de nicotina y el bupropión, sin aumento de su sintomatología psicótica.

Otro grupo de enfermos psiquiátricos, en donde se observa un amplio consumo de tabaco, es el de los enfermos con trastornos de ansiedad. De estos destaca: la ansiedad generalizada, y el trastorno por estrés postraumático. El resto de los enfermos con ansiedad como fóbicos o paciente con trastorno obsesivo compulsivo, se mantienen con un nivel de consumo de tabaco, al igual o menor incluso que la población en general.

En los enfermos con ansiedad generalizada, o en personas que tienen episodios de ansiedad, ya sea por aspectos situacionales, o vivénciales, la experiencia común es que el tabaco baja los niveles de ansiedad, aunque sea de manera momentánea. Esto puede tener que ver con aumento de serotonina, otro neurotransmisor que modula la ansiedad, en el puente del tallo cerebral. El resultado, es una sensación de "apagamiento", con mayor focalización respecto a las causas de la ansiedad o problemáticas.

Con lo que he expuesto anteriormente, uno puede tener la idea de que el cigarrillo, puede ser utilizado por algunas personas con enfermedades psiquiátricas o trastornos psicológicos, como una automedicación. A esto se le ha llamado la hipótesis de la compensación, que se desarrolla ante ciertas deficiencias en el funcionamiento mental, que son compensadas por la administración de drogas, en este caso de nicotina. Si bien esta hipótesis de la compensación puede explicar mucha de la comorbilidad entre uso de tabaco y enfermedades psiquiátricas, no lo hace en todos los casos. Por ejemplo, en el trastorno obsesivo-compulsivo, se sabe, que existe un problema de ansiedad en el centro de las manifestaciones clínicas. También hay evidencias, en animales de laboratorio, en el cual se ha modelado el comportamiento obsesivo, de que existe un efecto benéfico de las sintomatología obsesiva, con el uso de nicotina, sin embargo, los enfermos de este tipo de trastorno, están entre los usuarios mas bajos de nicotina (menos del 14 % de una población con TOC), esto nos indica que no es necesariamente cierto, por lo menos en todos los casos, lo de la compensación o automedicación para el caso del TOC.

Una de las grandes preocupaciones de la OMS, es el papel que el médico de primer contacto desempeña en cuanto al fumar y sus consecuencias. Se tiene identificado, que en la mayoría de los casos, no solo no hace una exploración clínica o correctiva, respecto al consumo de tabaco, sino que simplemente se ignora.

El primer paso en este sentido es muy sencillo, y es el primero de un camino largo: preguntar. Se ha propuesto que se considere el interrogar el consumo de tabaco, como si fuera el quinto signo vital. Por lo menos en la visita inicial, y cada año, volver a preguntar. Las personas podemos iniciar el consumo de nicotina, a cualquier época de nuestra vida.

Si el paciente fuma, hacer una semiología detallada del uso de tabaco: (1) Fecha de inicio; número de cigarrillos que fuma actualmente; número máximo de cigarrillos; número de veces que ha intentado dejar de fumar; la duración mas prolongada sin haber fumado. Cuales manifestaciones clínicas recuerda que mas le molestaron cuando dejó de fumar (apetencia por fumar, tristeza, problemas de concentración; aumento de apetito, aumento de peso; Problemas de concentración y memoria). Preguntar si ha pedido ayuda para dejar de fumar, y si esto es afirmativo, que tipo de ayuda y que tipo de tratamientos. En cualquiera de los casos, además de hacer la semiología del fumar, habrá que aconsejar el dejar de hacerlo, y explicar las alternativas que hay en la actualidad para ayudarse. Es importante que sepa el paciente que menos del 10 % de las personas que deciden dejar de fumar sin ayuda lo logran, y que con ayuda farmacológica y de apoyo las posibilidades de excito están por arriba del 65 %.

Una serie de indicaciones se pueden dar al paciente para reforzar sus deseos de dejar de fumar. Escoger un día para parar el consumo de nicotina; utilizar sustitutos de nicotina o bupropión; el revisar que puede haber contribuido para sus recaídas en el pasado. Enlistar una serie de ayudas de familiares y amigos, que estén dispuesto a ayudar.

TRATAMIENTO FARMACOLÓGICO DE LA ADICCIÓN A LA NICOTINA.

El bupropión, un antidepresivo que inhibe la recaptura de la norepinefrina y en menor grado de la dopamina se ha colocado como un medicamento eficaz para el manejo de la apetencia a la nicotina, quizá a otras sustancias adictivas. El hecho, que mantenga una "señal" constante dopamina, hace que la apetencia para iniciar el consumo de una sustancia se mantenga bajo, y que con esto se mantenga la abstinencia del consumo del tabaco. El efecto del bupropión es independiente de su efecto antidepresivo, hecho evidenciado, porque es igual de eficaz en pacientes deprimidos adictos a la nicotina, como aquellos no deprimidos con adicción al tabaco.

Se recomienda que el tratamiento con bupropión se inicie cuando el paciente este aún consumiendo nicotina, por ejemplo dos semanas antes de la fecha propuesta para dejar de fumar. La administración se inicia con 150 mg por la mañana, y puede aumentarse hasta 300 mg/día. Los efectos secundarios reportados mas frecuentemente son: insomnio, boca seca, y cefalea. Con la presentación de liberación aguda (ya no disponible), se presentaban crisis convulsivas en 1 paciente de 1000 que recibían mas de 450 mg/día. Este tipo de problema se ve menos frecuente con la presentación de liberación prolongada, pero hay que tener precauciones, especialmente con las personas con antecedentes de crisis convulsivas en el pasado. No hay, hasta la fecha contraindicaciones para la administración concomitante de bupropión y sustitutos de nicotina. Se ha recomendado el revisar la presión arterial, con mas frecuencia.

Terapia de sustitución con agentes nicotínicos.

Existen diferentes tipos de sustitutos del tabaco. La goma de mascar, los parches de nicotina transdérmica, los agentes inhalados, los sprays nasales, tabletas sublinguales. Es importante que el médico sepa como actúan, y parte de sus propiedades farmacocinéticas.

La goma de mascar con nicotina libera nicotina en un periodo de 30 minutos, y se absorbe por la mucosa oral. La dosificación por chicle va de 2 a 4 mg, y no se deben de consumir mas de 15 unidades al día. Un recurso eficaz para fumadores "pesados" (mas de 20 cigarrillos al día), es que utilicen la dosis de 4 mg. La presentación de nicotina microtabs, se absorbe de manera sublingual.

Los parches de nicotina liberan nicotina de manera continua, a lo largo de 16 a 24 h. Se pueden colocar en diferentes partes del cuerpo, con lo cual se pueden escoger diferentes zonas del cuerpo. Algunos pacientes, sensibles a los efectos alertantes de la nicotina, pueden dejar de usar el parche al acostarse y colocarse uno nuevo al despertar. Se debe de iniciar con los parches de más alta dosificación para los fumadores "pesados" e ir disminuyendo gradualmente la dosificación. Con los parches de nicotina se mantiene una dosis constante de nicotina en plasma y de esta manera en el cerebro, con lo cual se limita el síndrome de supresión y la apetencia que este desencadena. Además que algunos fumadores, pueden encontrar desagradable fumar un cigarrillo, mientras están utilizando los parches de nicotina, ya que esto ocasiona una sobresaturación y datos ligeros de intoxicación a nicotina, como son nausea, mareo, debilidad y taquicardia.

Los inhaladores de nicotina, tienen un dispositivo que permite la administración de una dosis de nicotina, la cual no se absorbe por los pulmones, sino en orofaringe. Finalmente están los inhaladores nasales, en donde la nicotina se absorbe en las narinas, con un pico máximo de absorción a los 15 minutos. Ninguno de los sustitutos que hay de tabaco, producen picos de nicotina en sangre, tan rápidos y enérgicos (dosis de nicotina) que lo que se administra con los cigarrillo, esto es importante comentarlo con el paciente, para que este no se haga falsas expectativas.

En el caso del paciente con problemas médicos al cual es importante retirar del consumo de nicotina, este tendrá que se evaluado, de preferencia, por un especialista en el manejo de estrategias para dejar de fumar. Aun cuando los efectos deletéreos de la nicotina pueden afectar, por ejemplo a un enfermo coronario, estos son mucho mas severos si se trata de un enfermo que persiste en su consumo de tabaco, en donde se combinan mucho mas factores que la nicotina (por ejemplo monoxido de carbono). El fumar introduce alrededor de 200 compuestos, adicionales, además de la nicotina, la mayoría de los cuales son aterogénicos, trombogénicos y carcinogénicos, aun más, los niveles de nicotina que se logran con los sustitutos de nicotina, siempre están por debajo de los que se observan en el consumo de cigarrillos.

Por supuesto, que una de las preguntas que se hacen respecto a los sustitutos de la nicotina, es lo referente a su capacidad para inducir adicción. Existen algunos factores en contra de que una persona se vuelva dependiente a los sustitutos del tabaco. El primero es la baja disponibilidad plasmática; la liberación continua, y prolongada, que a diferencias del tabaco, hace que el paciente no perciba el ingreso masivo de la nicotina, como lo hacen los pacientes con los productos del tabaco. Finalmente esta el precio de la mayoría de estos productos, que dificultan su consumo en grandes cantidades. Pero por otro lado, algunos pacientes que están en sustitutos de la nicotina, pueden tener síndromes de supresión a nicotina si interrumpen bruscamente el consumo de esta. Esto ha llevado que se creen indicaciones bien precisas del como se debe de ir disminuyendo el uso de estos agentes sustitutos.

Algunas situaciones especiales, como el embarazo, resultan especialmente delicadas, sobre las indicaciones y el manejo que hay que dar a las madres que quieren dejar de fumar. No hay una evidencia clara de que bupropión o los sustitutos del tabaco, puedan afectar el producto. Sin embargo ningún fabricante se quiere hacer responsable de indicar este tipo de tratamiento en el embarazo, ya que las manifestaciones, de haberlas, se pueden presentar tardíamente en la gestación o aún postnatalmente. Sin embargo, en el caso de sustitutos de nicotina, estos pueden estar indicados de manera corta y como una forma de lograr que la madre interrumpa el consumo de tabaco en un periodo corto y que se mantenga a alejada de este.

CAFEÍNA

La sustancia psicoactiva mas consumida en el mundo es la cafeína. La leyenda Etíope de las cabras agitadas por el consumo de los arbustos de los cafetos, y la comprobación del pastor Kaldi, de sus propiedades estimulantes y euforizantes, nos muestra como desde un principio, la cafeína, ha tenido el potencial de provocar algunas alteraciones psiquiátricas, que van desde la intoxicación o cafeinismo, la inducción de ansiedad, y los problemas de insomnio inducidos por esta sustancia. Con toda la cafeína, ha sido ponderada como uno de los promotores de la "Revolución Industrial", al permitir, que el ser humano estuviera mas tiempo con una estado de despierto efectivo. El ritual del despertar e la "Edad Media", se componía de la ingesta de un desayuno con sopas de cervezas, pan y vino, la mayoría de las veces, este tipo de combinaciones no producía un despertar vigoroso, y en algunos individuos con alcoholismo debió de ser un factor para que continuara aislados de su vida laboral. No es extraño el comprobar, que una de las primeras indicaciones médicas de las bebidas con café, fue para lograr la sobriedad con respecto a las bebidas alcohólicas.

El café y las bebidas que contienen cafeína, han pasado a ser parte de la cultura contemporánea, por lo que ha veces se tienden a ignorar, y el médico al hacer la semiología, por ejemplo de un insomnio, tiende a no reparar en el número de bebidas que contienen cafeína que ingiere su paciente.

Existe una gran cantidad de bebidas y preparados que contienen cafeína: por supuesto los diferentes tipos de café, té, refrescos y gaseosas, chocolates, medicamentos. Una taza de café contiene aproximadamente entre 100 y 150 mg de cafeína; una bolsa de té negro produce 40 mg; un refresco de cola de 45 a 90 mg; los remedios para la gripe de 25 a 50 mg por tableta, y los analgésicos con cafeína de 25 a 65 mg. Existen preparaciones especiales con cafeína, que se venden con la indicación de que sirven para permanecer despierto, estos contienen de 100 a 350 mg de cafeína.

FARMACOLOGÍA DE LA CAFEÍNA.

La cafeína es una metilxantina, como la teobromina y teofilina. Se absorben bien en el tracto gastrointestinal, con un pico en su concentración máxima, aproximadamente una hora después de su ingesta. La cafeína cruza bien la barrera hematoencefálica y es metabolizada por el hígado. El metabolismo de la cafeína se acelera por la nicotina, por lo que no es de extrañarse, el encontrar que la gente que fuma tolera mayores cantidades de café que las que no fuma.

La cafeína, al igual que la teofilina, tiene ciertos efectos relajantes sobre la musculatura lisa, lo cual explica los efectos sobre los bronquios, y efectos modestos sobre la contracción cardiaca y la presión arterial.

A nivel del sistema nervioso central, se han propuesto una serie de mecanismos para explicar su efecto estimulante, de los cuales destacan los siguientes: (1) inhibición de la fosfodiesterasa. Esta es una enzima que degrada a un tipo de segundos mensajeros, básicamente al AMPc. En caso de no ser catabolizado, por inhibción de la fosfodiesterasa por la cafeína, el efecto estimulante persiste, y se da la sobre-estimulación del sistema nervioso. (2) Movilización del calcio. Esto ocurre solo con dosis elevadas de cafeína. Sin embargo también puede ser un mecanismo que aumente la liberación de una serie de sistemas de neurotransmisión de donde destaca la dopamina y la norepinefrina, mismos que pueden estar relacionados en el efecto placentero del café, pero también en la adicción y en la generación de ansiedad. (3) Antagonismo de los receptores a adenosina. La adenosina es un neurotransmisor que se produce como resultado del metabolismo neuronal. En el hipotálamo anterior, parece existir un centro que se estimula con los niveles crecientes de adenosina, que lo van estimulando a lo largo del periodo de vigilia, la somnolencia, sería activada por el hipotálamo anterior, por un grupo de neuronas localizadas en el núcleo ventral óptico. Sin embargo si este núcleo es bloqueado por el efecto antagónico de la cafeína, se logra una prolongación de la a vigilia. Este es el efecto que buscan la mayoría de los usuarios de cafeína, sobre todo por las mañanas, el ejercer un despertar enérgico. También este es el mecanismo por el cual, algunas personas tienen alteraciones del sueño, cuando toman bebidas con cafeína muy cerca de la hora de ir a dormir. Este fenómeno, además es susceptible de incrementarse con la edad y en enfermos con insomnio. Animales de laboratorio ancianos, mostraron mayor efecto activador-despertador de la cafeína, que sus contrapartes jóvenes, este fenómeno parece que también se presenta en seres humanos.

INTOXICACIÓN POR CAFEÍNA.

Este se presenta cuando el consumo de cafeína excede a los 250 mg (por ejemplo mas de 3 tazas de café de grano). Se pueden presentar por lo menos cinco de los siguientes síntomas: inquietud, nerviosismo, excitación, insomnio, rubicundez facial, aumento en la diuresis, alteraciones gastrointestinales, saltos o brincos musculares aislados, taquicardia o arritmia cardiaca, agitación psicomotriz. Debido a que la cafeína tiene una vida media corta de 4 a 6 hr. Lo mas importante, es una vez que se ha comprobado que se trata de una intoxicación por café asegurarle al paciente que la situación se resolverá. Se puede administrar una benzodiacepina, como loracepam, y dar medidas de contención.

INDUCCIÓN DE ANSIEDAD POR CAFEÍNA.

La cafeína puede inducir materialmente, cualquiera de las alteraciones por ansiedad: ataques de pánico, ansiedad generalizada, fobia social, trastorno obsesivo compulsivo, etc. Los pacientes con algún tipo de trastorno por ansiedad tienden a utilizar menos cantidades de cafeína, y aún a evitarla.

ALTERACIONES DEL SUEÑO INDUCIDAS POR CAFEÍNA.

Este tipo de alteración se presenta de manera aguda en pacientes que no tienen la costumbre de tomar café. Sin embargo puede observarse en personas, que ingieren café en diferentes formas aún crónicamente, después de las 17:00 hr. Las alteraciones del sueño mas frecuentemente inducidas por cafeína son insomnio inicial, o sueño superficial y no reparador. Algunas personas que acostumbraban a tomar bebidas con cafeína en la noche, con l a edad, tienen una mayor sensibilidad al efecto alertarte, y este puede ser el mecanismo que los mantenga con alteraciones en el dormir. La disminución gradual de cafeína, o moverla a horarios alejados de la noche, puede ser una estrategia adecuada.

SÍNDROME DE SUPRESIÓN DE CAFEÍNA

Este se instala después de una interrupción súbita de cafeína y está caracterizado por: fatiga, somnolencia, ansiedad o depresión, nauseas y vómito. Todo lo anterior se acompaña de manera mas o menos constante de una cefalea, bostezos y a veces en síntomas parecidos a los de la gripa.

MARIGUANA.

Mariguana es el nombre común que recibe la planta Cannabis sativa. Esta ha sido utilizada desde hace siglos por diferentes culturas, principalmente por sus propiedades euforizantes, y es posible que sea una de las drogas de mas abuso en la actualidad. En la planta, tanto las formas hembras como macho, contienen los canabinoides. En la planta existen aproximadamente 400 compuestos activos, de los cuales el 60 % están estructuralmente emparentados con el delta-9- tetra hidro canabinol (delta9-THC), el cual es uno de los constituyentes psicoactivos de la mariguana. Cuando se fuma y mediante la acción de la combustión es posible que se formen cientos de compuestos más. Por lo tanto, desde el punto de vista toxicológico, es difícil determinar exactamente que está sucediendo en un organismo que se expone a los vapores de la mariguana, sobre todo a largo plazo. Sin embargo para fines prácticos, se supone que el delta 9-THC es la principal sustancia psicoactiva.

Cuando se fuma, el grado de absorción de la mariguana varía, el fumador experimentado, puede retener hasta la mitad de la dosis inhalada. Los efectos se perciben casi en forma instantánea y presentan su pico máximo hacia los 30 min. La velocidad de absorción dependerá también de la calidad de la mariguana fumada. Después de una hora los niveles de delta 9-THC empiezan a descender en plasma, para desaparecer después de 3 horas, de la administración de la última dosis. La administración oral de la mariguana implica una absorción más lenta, con un inicio de los efectos a la hora y una persistencia de cinco horas. Cualquiera que sea la ruta de administración, delta-9-THC deja el torrente sanguíneo rápidamente como resultado del metabolismo hepático y la captura por parte de tejido rico en grasa. En estos últimos puede permanecer por 2 a 3 semanas. La droga es catabolizada hacia 11-hidroxi-THC, la cual se excreta por el tracto gastrointestinal mas que por los riñones. Este compuesto tiene las mismas propiedades lipofílicas (atracción por el tejido graso) que el compuesto que le dio origen, por lo que puede ser nuevamente secuestrado por lípidos y proteínas. Todo esto lleva a la consideración de que se pueden detectar niveles de 11 hidro-THC 6 días después de que se consumió la mariguana y en usuarios crónicos a veces después del mes.

El patrón de uso de mariguana puede variar. En general se consideran dos tipos. En el primero el sujeto fuma un cigarro de mariguana cada 2 a 4 hrs. Durante todo el día. Estos sujetos pueden presentarse a la consulta médica, acusando datos de tipo tolerancia, en donde ya no presentan los efectos euforizantes y relajantes típicos de la droga. Un segundo tipo de fumador es el que utiliza a la mariguana cada 36 a 48 h., por un largo periodo de tiempo, y en quien se hace la detección cuando se efectúa un análisis urinario y se observa el catabolito de la mariguana. Este último tipo no desarrolla ni tolerancia ni síndrome de supresión.

Intoxicación aguda. Después de su inhalación, el sujeto experimenta un estado de relajación, euforia, una sensación de bienestar, acompañado de placidez. Hay una sensación de alteración de la percepción del tiempo (desintegración temporal), en donde el pasado, presente y futuro parecen fusionados. Se presentan además problemas de comunicación verbal, algunos sujetos tienden a la introspección y se aíslan. Hay problemas en la ejecución, memoria, formación de conceptos, aprendizaje, percepción y coordinación motora. En dosis elevadas se puede observar reacciones psicóticas de tipo paranoide, estas pueden ser explicadas por alteraciones en la percepción debidas a la droga. Algunos sujetos desarrollan estados de pánico cuando se dan cuenta que han perdido el control sobre sus funciones mentales. Con dosis extremadamente altas se puede observar una reacción tóxica aguda, acompañada de despersonalización y perdida del "insight" (introspección). Se ha reportado que el uso crónico de mariguana lleva a un estado que se le denomina "Síndrome amotivacional", caracterizado por apatía, flojera, problemas en la concentración y memoria, junto con pérdida del interés por la apariencia física y la persecución de metas.

Los signos más reproducibles de la administración de mariguana son la dilatación de los vasos sanguíneos de la conjuntiva y la taquicardia. La presión arterial permanece relativamente sin alteración. También se ha mencionado que la mariguana aumenta el apetito de sus usuarios, sin embargo esto no se ha comprobado en estudios clínicos controlados. Otras áreas que se reportan como afectadas por la mariguana son el sistema reproductor, el sistema inmune y los pulmones.

En animales de laboratorio los THC producen un síndrome único, este se caracteriza por una mezcla de efectos excitatorios e inhibitorios, con dosis bajas. En la medida que se incrementan las dosis lo que predomina es una depresión del SNC. Sin embargo esta es una depresión atípica, ya que se acompaña de hiperreflexia (aumento en la respuesta de reflejos musculares y de otros tipos). Dosis altas de THC en ratones pueden llevar a un estado de depresión intensa del SNC que semeja a la catalepsia. En roedores se ha reportado un síndrome caracterizado por hipoactividad, hipotermia, antinocicepción (analgesia) y catalepsia (inmovilidad por un periodo largo).

Si bien se ha descrito la tolerancia para los THC, no hay un total acuerdo de que la dependencia física y el síndrome de supresión ocurran. En animales de laboratorio, por ejemplo el mono, en donde se administró delta-9-THC, se observó un síndrome de supresión, pero este no fue revertido por la administración de dosis de THC. En otro trabajo utilizando perros y palomas, se observó el desarrollo de tolerancia, pero nuevamente, no se observó un claro síndrome de supresión. En animales, se ha podido observar tolerancia a delta-9-THC, para los efectos anticonvulsivo, la catalepsia, la depresión de la actividad motora, hipotermia, hipotensión, e inmunosupresión.

En cuanto a los fenómenos de tolerancia y dependencia, hay cierta discusión sobre si se presentan o no en los seres humanos. El síndrome de supresión que se ha descrito es más de tipo psicológico, con un aumento del apetito o deseo para fumar mas mariguana. Otros síntomas después de interrumpir el consumo de mariguana son, la irritabilidad e inquietud psicomotora. También se han reportado insomnio, anorexia, aumento de la sudoración, y nausea moderada. Cambios objetivos registrados en algunos sujetos incluyen: reducción de peso, aumento en la temperatura corporal, y temblores en manos. Estos cambios pueden ser revertidos con la administración de delta-9-THC. Esto de alguna manera apoya la existencia de un síndrome de supresión. Ahora bien, al parecer tiene que haber un consumo exagerado y continuo de la droga para que estas manifestaciones se observen. En cuanto a la tolerancia como ha sido mencionado con anterioridad, esta se encuentra bien documentada.

Caracterización del receptor a cannabinoides. En la última década del siglo pasado, se pudo identificar, que en el sistema nervioso, tenemos receptores a mariguana, o mas concretamente a cannabinoides. Estos receptores, tienen una sustancia interna o endógena, llamada anandamida. Este fenómeno, de localizar receptores a moléculas que tienen un efecto adictivo, se ha repetido con varias sustancias, n solo de origen natural, como es el caso del opio, nicotina o la mariguana, sino como veremos mas adelante, esto se ha repetido con moléculas que el ser humano sintetizó con fines medicinales, como es el caso de las benzodiacepinas. Las anandamidas, se han involucrado en funciones diversas, algunas de ellas son la regulación del dolor y la administración de alimentos.

La principal causa de consumo de los medicamentos inductores de sueño es la iatrogenia (afección que es inducida directa o indirectamente por el médico). Existen diferentes sustancias que son consideradas como hipnóticos o inductores de sueño, dentro de las que destacan: barbitúricos, benzodiacepinas e inductores de sueño del tipo no benzodiacepínicos. Todos ellos actúan en un sitio preciso en el cerebro que es el receptor GABA-A, el cual forma parte del sistema de receptores del ácido gama aminobutírico (GABA). Este neurotransmisor tiene funciones de tipo inhibitorias en el Sistema Nervioso Central (SNC). En el receptor GABA-A existen varios sitios de unión a diferentes sustancias, de los cuales destacan: las benzodiacepinas (BZD), los barbitúricos y el alcohol, todos los cuales suman el efecto inhibitorio del GABA.

Las BZD fueron sintetizadas en la década de los años treinta del siglo XX, y fueron comercializadas en los años cincuenta. Son moléculas muy liposolubles que cruzan rápidamente las biomembrana, por lo que pueden llegar al SNC en forma eficaz cuando se administran por vía oral. El perfil farmacológico de estas moléculas es diverso, destacan los efectos relajantes muscular, anticonvulsivos, ansiolíticos e hipnóticos. Por tal motivo tienen indicaciones médicas bien precisas en problemas que tienen que ver con necesidades de relajación muscular, detener y controlar crisis convulsivas, para el manejo de las diferentes formas de ansiedad y en insomnio. Son sustancias muy seguras, desde el punto de vista de la distancia que existe entre sus dosis terapéuticas y las dosis letales, y son bien toleradas. Sin embargo, se ha registrado un aumento de su consumo, vinculadas a las alteraciones primarias por la que fueron prescritas, de estas destacan las alteraciones como el insomnio y en los trastornos por ansiedad.

El efecto de las BZD en el sueño se ha reportado como que mejoran en general la eficiencia del sueño, esto es menor número de despertares, latencia acortada a inicio de sueño y por otro lado producen inicialmente, disminución del llamado sueño de movimientos oculares rápidos (SMOR) (aunque luego se presenta una tolerancia a esta disminución con un rebote o incremento del SMOR que se caracteriza clínicamente, por aumento de ensoñaciones). Este efecto sobre el sueño es logrado por BZD que son de vida media corta, con lo cual no hay efecto de sedación residual diurna. Estos efectos inductores de sueño son de corta duración, ya que se crea tolerancia a los mismos, de tal forma que se necesita aumentar la dosis de la BZD de manera paulatina. Este aumento se ve complicado por otros fenómenos que mantienen el consumo de BZD por un largo tiempo y que pueden llevar a estados de dependencia y supresión que han sido definidos por el DSM-IV-TR. Algunas de las situaciones que mantienen el uso de BZD son: (1) Estados de ansiedad vespertinos; (2) Insomnio de "rebote"; (3) Tolerancia e incremento de dosis; (4) Efectos reforzadores positivos.

Algunos de los efectos secundarios del uso crónico de BZD son: sedación y somnolencia, sensación de "cabeza ligera", caídas, confusión mental, apatía, episodios amnésicos, aumento de episodios de apnea obstructiva del sueño, conductas paradójicas de hostilidad, ansiedad e insomnio por supresión. El abuso de las BZD se ha incrementado de manera exponencial en los últimos 20 años, de tal manera que se ha convertido en un problema de salud pública. Por ejemplo, se sabe, que estas sustancias pocas veces se utilizan solas como drogas de abuso, que en la mayoría de los casos se combina con otras drogas ilícitas, de las cuales desataca la comorbilidad con alcohol, heroína, cocaína y otros estimulantes del SNC.

Lo anterior confirma que la principal causa de la adicción a las BZD es la iatrogenia. El insomnio debe de ser manejado con estrategias médicas precisas, que comprenden el diagnóstico y tratamientos combinados, es decir no solo farmacológicos, sino que hay que implementar también estrategias no farmacológicas. Las indicaciones del uso de BZD para insomnio son para aquellos que son de corta duración o situacionales, como pueden ser hospitalizaciones, situaciones de estrés agudo, cambios de usos meridianos (el síndrome del "Jet-Lag"). La "regla de oro" en el manejo de las BZD, como inductoras de sueño es: "EL MENOR TIEMPO, LA MENOR DOSIS". Hay que procurar siempre explicar al paciente que tienen que discontinuar gradualmente las BZD para que no presente algunos de los problemas que hemos descrito previamente.

Una pregunta que se hace frecuentemente es si todas las BZD son igualmente adictivas. Se tiene la información de que no, que en general solo son aquellas que tienen vidas medias cortas o muy cortas (v.gr., 4 a 6 hrs), en donde existe una señal de entrada y salida en corta duración. En este rubro están el triazolam, alprazolam, loracepam. Sin embargo cualquier BZD utilizada por tiempo prolongado es capaz de desarrollar la dependencia.

Existen una serie de estrategias para disminuir el uso de BZD, la mayoría aconsejan que sea gradual, la administración de BZD de vidas medias largas (v.gr. diacepam, bromacepam) para evitar síndromes de supresión y el uso de antidepresivos sedantes, como pueden ser: trazodona, mirtacepina y mianserina. Además de implementar estrategias no farmacológicas para lidiar con el insomnio y/o la ansiedad. Estas van desde psicoterapia cognitivo-conductual, centrada en el manejo de las disfunciones cognitivas del enfermo; Técnicas de relajación y finalmente la restricción o aun privación del sueño total, en días terciados o fines de semana. Es importante hacer una buena relación médico-paciente, que permita trabajar en equipo, todos los aspectos de insomnio: conocimiento de los aspectos de la fisiología del sueño, de los tipos de insomnio, de las reglas de higiene de sueño y los aspectos positivos y negativos de los medicamentos a utilizar.

ALTERACIONES POR ABUSO Y DEPENDENCIA AL ALCOHOL.

En nuestro país, aproximadamente un 80 % de la población se expone al consumo de bebidas con alcohol, en la adolescencia. De estos primeros contactos, se determinará en gran parte, la evolución que una persona tenga para desarrollar un problema relacionado al consumo del alcohol. La prevalencia de dependencia al alcohol en el hombre es del 10 %, mientras que el de la mujer es aproximadamente de 5 %. La combinación entre dependencia y abuso, nos da 20 % de prevalencia a los largo de la vida para hombres y 10 % para la mujer. Las personas con este problema fallecen por accidentes automovilísticos y de tránsito; cirrosis, enfermedades cardiovasculares, suicidio y cáncer.

Las personas con alcoholismo siguen mucho tiempo social y familiarmente funcionales, la imagen del vagabundo alcohólico sólo corresponde a un 10 % del total de enfermos alcohólicos. El alcohol interfiere con el funcionamiento cerebral de varias maneras y por lo tanto se pueden presentar dos grandes grupos de problemas con el uso del alcohol:

1. Trastornos por el uso del alcohol: a este grupo pertenecen la dependencia al alcohol y el abuso del alcohol.
2. Trastornos inducidos por el alcohol: Intoxicación. Síndrome de supresión. Delirium, demencia, psicosis, alucinosis, alteraciones del estado de ánimo, alteraciones del ciclo sueño vigilia, y disfunciones sexuales.

Las enfermedades que son inducidas por el alcohol son:

1. Intoxicación etílica: Este es el trastorno más común, al cual se ha estado familiarizado, al menos una vez en la

vida. Está caracterizado por pobre coordinación, que interfiere con la buena conducción de vehículos. Hay problemas de juicio, dificultades para el manejo de algunas pulsiones, y puede estar con alteraciones por agresividad, impulsividad y agresividad. Cuando están embriagados, realizan una serie de conductas, como pelearse, golpear a sus esposas e hijos, tener conducta sexual promiscua y sin protección., etc. Todo lo cual puede llevar a una conducta culposa, lo cual no quiere decir que el paciente deje de beber alcohol en un tiempo mas o menos corto.

2. Síndrome de supresión al alcohol. La suspensión brusca de un periodo prolongado de ingesta de alcohol, se acompaña de malestares físicos, los cuales incluyen nausea, vómito, temblor distal, sudoración, aumento de la frecuencia cardiaca y respiratoria, en general se observa un aumento vegetativo periférico. Pueden presentarse crisis convulsivas (recuérdese que el alcohol es un supresor o sedante del SNC), al ser retirado de una manera mas o menos enérgica, los enfermos presentan nausea, vómito, y convulsiones, puede

haber también alucinaciones e ilusiones visuales. Los síntomas desaparecen gradualmente, en un periodo de 5 a 7 días.

3. Síndrome de supresión con delirium. Después de suspender el alcohol, hay un síndrome de supresión bien establecido, hay ideas delirantes. El paciente está desorientado en tiempo y espacio, puede tener un estado animo incoherente, hay problemas de temblor de extremidades, hiperactividad neurovegetativa, con sudoración, temblor, midriasis, etc. Este problema conduce al 15 % de los fallecimientos en pacientes que no reciben el tratamiento adecuado.

4. Alucinosis etílica. El paciente presenta alucinaciones auditivas, principalmente escucha voces, hace crítica de las mismas, es decir sabe que son ocasionadas por el uso de alcohol.

5. Síndrome amnésico por alcohol (Síndrome de Wernicke y Korsakoff). Se presentan alteraciones en la memoria a corto plazo, confusión, dificultades en el balance de los ojos y movimientos. Algunas de estas manifestaciones desaparecen con complemento de vitaminas del grupo B, especialmente tiamina, sin embargo la confusión y la pérdida de la memoria

persisten, ya que esto se debe a deficiencia en el número de neuronas.

6. Demencia asociada con el alcohol. Con un uso prolongado del alcohol, el sujeto puede presentar confusión, pérdida de memoria, desorientación (de tiempo y lugar), finalmente algún deterioro en tiempo y espacio, puede ocurrir, el cual se perpetua si el paciente persiste en el consumo del alcohol.

Caso clínico:

Raúl era un abogado de 35 años. El segundo de 8 hermanos, proveniente de un hogar humilde, había estudiado la carrera de leyes con muchos sacrificios, de su parte trabajando y estudiando al mismo tiempo. El padre alcohólico, murió víctima de un carcinoma de estómago. La madre ausente, dio como resultado que Raúl fuera el sustento de la casa. Solía salir, con sus amigos de la vecindad a la tienda de la esquina, en donde se le permitía beber en la trastienda, cerveza. Pronto se percató que aún cuando el resto de sus compañeros, se intoxicaban fácilmente, él podía permanecer ingiriendo bebidas alcohólicas varias horas, podría inclusive intercambiar deferentes tipos de bebidas alcohólicas, son que tuviera datos de intoxicación, al contrario, él se sentía más despierto, ocurrente, podía bailar sin descansar, contar bromas, ser simpático, de hecho siempre se convertía en el centro de la reunión. Lo anterior dio lugar a la los compañeros lo buscaran para ir a fiestas, además de que René tocaba guitarra bastante bien, y eso permitía que lo invitaran a dar serenatas a las novias, a donde se consumían grandes cantidades de alcohol.

La primera vez que recuerda tuvo que "curarse la cruda" tomando mas alcohol, fue como a los 10 años de haber estado tomando de manera intensa. La sensación de malestar, ansiedad, necesidad de estarse moviendo y náusea, desapareció cuando tomó un trago de alcohol. Entonces aprendió que esas eran las "crudas de alcohol" , y que para aliviarse tendía que tomas mas alcohol.

Empezó al poco tiempo, a dejar de asistir a su trabajo, y había días enteros que no llegaba a su casa. Se quedaba en la cantina horas y horas, y luego si estaba cerrada, se iba a otra. Finalmente empezó a comprar botellas que almacenaba en su automóvil, en su sala, en su recamara y aún en el baño. El pretexto de siempre era que compraba botellas para regalar, lo cual si hacía, pero siempre se quedaba con una parte. Sus hermanos y amigos trataron de llevarlo en varias ocasiones con el médico o con alcohólicos anónimos, pero él se reía y no asistía, argumentando que él podía dejar de tomar cuando quisiera. Un día atropelló a una anciana, matándola, y él se fue a estrellar contra una barda fracturándose las costillas. Estando en recuperación del accidente, decidió asistir a una sesión de "AA", y su vida cambió. En la actualidad tiene 15 años sin beber, y se ha vuelto un participante activo de esta organización.

El alcohol es la segunda droga adictiva más abusada en el mundo después de la cafeína. Mientras que la mayoría de las sociedades aprueban el uso moderado del alcohol, también es común que se repruebe el exceso y la cronicidad en su consumo. Una forma de prevenir los problemas que resultan del alcohol y su abuso es conocer mas acerca de los mecanismos básico por medio de los cuales el alcohol produce su actividad adictiva. Está claro hoy en día, que el alcohol afecta a una serie de sistemas de neurotransmisión y que el estudio de estos, es la clave para entender más sus mecanismos de acción y adicción.

El alcohol es miembro de una familia de anestésicos, junto con los barbituratos y benzodiacepinas, que cruzan rápidamente la barrera hematoencefálica (barrera formada por la pared de los vasos sanguíneos y membranas de células gliales como astrocitos). Las hipótesis que estuvieron activas en las décadas de los sesenta y los setenta, sostenían que existían cambios en la fluidez de la membrana celular, y que estos eran la consecuencia de las propiedades químicas del etanol, es decir del tipo de solvente polar que es el alcohol. En las décadas de los ochentas y noventas, se cambio la estrategia hacia aspectos más de tipo toxicológico, es decir cuales son las funciones neuronales, que se afectan debido a la interacción con el etanol.

ASPECTOS GENÉTICOS DEL ALCOHOLISMO.

Un aspecto importante en las teorías que explican el alcoholismo, es el genético. Se tiene mas o menos el consenso de que en familiares de primer grado de enfermos alcohólicos, la incidencia de problemas relacionados con el alcohol es de 4 a 7 veces por arriba de la población general. Estos números aumentan con una serie de factores, como son la severidad de la enfermedad alcohólica, la cercanía familiar (grado de parentesco) y el número de miembros afectados. En estudio con gemelos, nuevamente se observa que las cifras de concordancia se duplican para gemelos monocigotos, en comparación con los gemelos dicigotos.

En los estudios de adopción, en donde hijos de padres alcohólicos fueron dados en adopción al nacer, se observa que los sujetos adoptados tuvieron mas incidencia de problema alcohólico, que la población en general. Por otro lado niños de padres no alcohólicos dados en adopción a padres alcohólicos, no tuvieron mayor incidencia de problemas de alcoholismo que la población general.

A pesar de lo anterior, no se ha encontrado un solo sitio o cromosoma que pudiera ser responsable directo del problema de alcoholismo, se han propuesto, por un lado que existe una baja penetrancia o que hay un patrón hereditario poligénico. Por otra parte esta el hecho de que los factores psicosociales son muy importantes e interaccionan con los genéticos, haciendo difícil el trazo directo del modo de herencia en esta población Sin embargo en la actualidad se maneja en la clínica que un facto de vulnerabilidad en una familia, es que uno de los padres sea alcohólico. Esto pone en riesgo a los hijos.

Factores de vulnerabilidad al alcoholismo.

Estos factores están vinculados a los aspectos genéticos del alcoholismo. Se ha propuesto un polimorfismo genético, que explica la heterogeneidad del problema, en donde los actores genéticos múltiples explican el 60 % de los casos de alcoholismo. Una de las primeras evidencias a favor de una vulnerabilidad pre mórbida al alcoholismo se propuso en 1975, con la llamada "Respuesta de Baja Intensidad"(RBI) al alcohol. Esta RBI, aumenta las posibilidades de que grandes bebedores se vean expuestos a los efectos reforzadores del alcohol, y poco a los efectos negativos. Por ejemplo, son reforzados socialmente porque pueden tolerar grandes cantidades de bebida alcohólica sin intoxicarse; tienen pocos malestares al día siguiente de una ingestión grande de alcohol; se reúnen con personas iguales a ellos, en donde todo gira en torno a la bebida. En estudios longitudinales con sujetos que presenta RBI, este fue un predictor significativo de abuso de alcohol y dependencia. La RBI tiene una influencia genética, se ha reportado que la RBI es similar en gemelos idénticos, dicigotos, y finalmente en familiares de primer grado, comparados con la población en general. Los genes candidatos para la RBI alcohol son el A-alfa 6 del receptor a GABA y el gen del transportador de serotonina. Otros genes candidatos se relacionan con diferentes sistemas de neurotransmisión, como son el del neuropéptido Y, neurotensina, el sistema de la adenil ciclasa, protein cinasa y algunos genes de la serotonina.

Otra de las evidencias de vulnerabilidad, proviene de la electroencefalografía (EEG). Un patrón de bajo voltaje y actividad rápida, que se encuentra también en ansiedad y depresión mayor, se ha reportado en sujetos a riesgo de desarrollar alcoholismo. Los alcohólicos refieren poca actividad alfa, y una baja en el voltaje de la mayoría de la actividad EEG. Algunos hijos de alcohólicos reportan este tipo de anormalidades EEG en edades tempranas. Además hay una buena correlación entre la RBI al alcohol, y las anormalidades EEG descritas. Estos cambios EEG son mas frecuentemente observados en gemelos monocigóticos y se ha propuesto que pudiera ser una alteración del cromosoma 20, pero no hay una total certeza de lo anterior.

La impulsividad y la personalidad antisocial (Vg. Sociopática), son dos rasgos de la personalidad que correlacionan de manera significativa con el alcoholismo. Aproximadamente dos tercios de los sujetos con personalidad antisocial, presentan alcoholismo. Los factores genéticos son muy importantes en la determinación de una personalidad. Los altos grados de impulsividad y de búsqueda de emociones, en la personalidad antisocial, pueden estar relacionados con algunos aspectos del mal funcionamiento de serotonina o de receptores a GABA, que en términos generales, nos dan una imagen de desinhibición.

Existe una alta comorbilidad entre algunas alteraciones psiquiátricas y el alcoholismo, de estas tenemos: a la esquizofrenia, alteración bipolar, depresión mayor, y de las alteraciones por ansiedad, los ataques de pánico y la fobia social (ansiedad social). En estas anormalidades, está una alteración de sistemas de neurotransmisión que hemos mencionado con anterioridad; serotonina, norepinefrina, y el sistema hipotálamo – hipófisis – suprarrenales.

HIPÓTESIS BIOQUÍMICAS SOBRE LOS MECANISMOS DE ACCIÓN DEL ALCOHOL.

La hipótesis del cambio en la fluidez de la membrana celular ha sido comprobada por una serie de métodos fisicoquímicos en los que se destaca, la resonancia magnética de electrones y la polarización por fluorescencia. Sin embargo no son todas las áreas de la membrana celular las que parecen presentar estos cambios, sino que hay determinadas regiones, que tienen composiciones especiales las que parecen sufrir mas cambios, así tenemos que zonas abundantes en gangliosidos son mas lábiles, lo mismo las moléculas proteicas, que forman los ionóforos y receptores, se encuentran entre las mas afectadas. Otras proteínas, como las enzimas, también pueden ser inactivadas de manera muy selectiva por el alcohol, por ejemplo, las monoamino oxidasas (MAO) del tipo MAO-A y MAO-B son muy parecidas funcional y estructuralmente, pero el alcohol selectivamente inhibe a la forma B, tanto en las plaquetas como a nivel cerebral. Esto se traduce como una selectividad relativa del alcohol para algunos de sus efectos "inespecificos" de proteinas y lípidos. Otro ejemplo, es el efecto del alcohol sobre las ATPasa Na+ /K+ , en donde tiene mayor efecto de inhibición sobre las formas neuronales, mas que en las formas de glía. Un tercer ejemplo en esta misma dirección, lo constituye la enzima adenilatociclasa. Esta enzima, se encuentra acoplada a varios sistemas de neurotransmisión. Este sistema de receptor-adenilciclasa consiste en tres proteínas membranales: el receptor, la proteína acopladora dependiente de guanina (Proteina G) y la unidad catalítica de la adenil ciclasa. El alcohol aumenta la actividad de la adenil ciclasa. Sin embargo se ha hecho una diferencia entre la activación de esta enzima a nivel del sistema dopaminérgico de estriado y el sistema norepinefrínico en corteza cerebral. En el estriado, el sitio de acción del sistema arriba mencionado, es en la interacción entre la proteína G y la unidad catalítica, mientras que en el sistema de la corteza cerebral (v.g, norepinefrínico) el sitio de aumento de la actividad de la adenil ciclasa es múltiple.

Otro de los sitios en donde el alcohol ejerce sus efectos es en el complejo receptor GABA-benzodiacepina-ionoforo a cloro. Los sitios en donde el alcohol parece ejercer su acción es en el sistema receptor-efector y también en el sistema de la adenilato ciclasa. Este tipo de interacción explica el efecto "amplificador" del alcohol en las funciones de tipo inhibitorias. Otro sistema que parece particularmente sensible a los efectos del alcohol es el de los receptores a opioides y de estos particularmente el receptor delta. Finalmente el alcohol ejerce um efecto inhibidor sobre los receptores del sistema de amino ácidos excitatorios, del glutamato, principalmente a nivel del receptor NMDA (n-matil D-aspertato). Por lo anterior, podemos ver que el efecto neto del alcohol, es potenciar los mecanismos de inhibición y bloquear los mecanismos de excitación.

NEUROBIOLOGÍA DE LA ADICCIÓN AL ALCOHOL.

El alcohol produce liberación de dopamina en el núcleo accumbens, este es un mecanismo que comparte con otras drogas adictivas como los opioides, cocaína, anfetaminas y la nicotina. Este es el mecanismo primario reforzador. También se observa un incremento en la liberación de otros sistemas de neurotransmisión como son el del GABA, glutamato, dopamina, péptidos opioides, y serotonina. El empleo de la naltrexona[1], un antagonista opioide en el

---

[1] (Revia (R)) El medicamento se administra en

manejo de la apetencia al alcoholismo, ha mostrado ser de utilidad clínica en alcoholismo, y nos demuestra la importancia de este mecanismo en la apetencia al alcohol. La comorbilidad entre alcoholismo y adicción a la nicotina, esta dada por el hecho de que las sustancias se potencian entre si, con respecto a que ambas aumentan la liberación de dopamina en el núcleo accumbens.

Los receptores a glutamato son estructuras relevantes para el entendimiento de los efectos de intoxicación y dependencia. El alcohol, en concentraciones tan bajas como son 5mM (20 mg%), inhiben el influjo de iones calcio a través de los receptores NMDA, sin que afecte a otros tipos de receptores de glutamato como son los AMPA y kainato.

Por otro lado, parece ser que, en el desarrollo de la tolerancia se requiere de la integridad de ciertas vías neuroanatómicas y neurobioquímicas. Cuando se lesionan las vías de norepinefrina y serotonina, se ha observado que se retarda o se bloquea el desarrollo de la tolerancia, aún más pueden disociarse tolerancia de la adicción (v.g

---

dosis de 50 mg hasta 150 mg al día. El paciente debe de estar libre de consumo de opioides. Una de las reacciones reportadas es ideación suicida (Revisar el estado afectivo del paciente) Además de síndrome de supresión a opioides, insomnio, nausea, vomito, ansiedad y cefalea.

dependencia física), de tal manera que el animal con lesión de ambos sistemas de neurotransmisión no desarrolla tolerancia pero sí dependencia física. En algunos roedores, el consumo de etanol se encuentra influenciado por la presencia de neuropéptidos como la arginina vasopresina. Este péptido es la hormona antidiurética y ha sido implicado en algunas funciones de aprendizaje y memoria. La presencia de este neuropéptido puede mantener la tolerancia hacia el etanol, aun en la ausencia de mayor ingesta de esta droga. Por otro lado el antagonismo a este neuropéptido, da como resultado la pérdida de tolerancia hacia el alcohol, lo cual sugiere que la presencia de esta hormona endógena es la que se encarga del mantenimiento y expresión de la tolerancia. Por ejemplo la cepa de rata Brattleboro que no sintetiza la hormona antidiurética, carece de desarrollo de tolerancia al etanol. Sin embargo aun esta función de la hormona antidiurética requiere de la integridad de las vías serotoninérgicas y norepinefrínicas.

Además del sistema GABA-benzodiacepinas-ionoforo a cloro, otros sistemas de neurotransmisión que se han involucrado en los efectos de tolerancia y dependencia física al alcohol, estos son los receptores colinérgicos muscarínicos y diferentes tipos de receptores norepinefrínicos. El aumento de los receptores muscarínicos en los animales que consumen etanol se presenta primero en corteza e hipocampo. Estos mismos receptores vuelven a la normalidad, al tiempo en que el síndrome de supresión ha terminado. El recambio de la norepinefrina también se ha encontrado elevado en animales y seres humanos durante la ingesta crónica de etanol, por lo que las propiedades de los receptores ß-adrenérgicos tienden ha cambiar. Estos cambios persisten durante los primeros tres días del síndrome de supresión. Estos cambios de los receptores ß adrenérgicos, repercuten sobre el sistema de la adenilato ciclasa. Este conjunto de alteraciones (v.g., colinérgicas y noradrénergicas), pueden ser las responsables del rebote de sueño de movimientos oculares rápidos (SMOR) y del insomnio que se observa en los pacientes con síndrome de supresión etílico.

FARMACOLOGÍA DEL ALCOHOL.

El alcohol se absorbe rápidamente desde el tracto gastrointestinal, aunque la velocidad de absorción dependerá de una serie de factores como la presencia de alimentos, el volumen de líquido ingerido, la concentración de alcohol y la velocidad de administración. Cuando se presentan altas concentraciones de alcohol, se limita la absorción intestinal mediante la inducción de un piloroespasmo reflejo, como resultado de esto, grandes cantidades de alcohol pueden almacenarse en estómago antes de que pasen al intestino delgado. Así, después de un episodio de ingesta de alcohol en grandes cantidades, hay fluctuaciones del estado de intoxicación debido a este reservorio de alcohol.

Una vez que el etanol es absorbido, este aparece uniformemente distribuido en todos los compartimientos tisulares, incluyendo el cerebro. En el hígado, el alcohol es convertido rápidamente a acetaldehido a partir de la acción de la enzima deshidrogenasa alcoholica. Este acetaldehido es convertido a acetil coenzima A , la cual ingresa al ciclo de Krebs. Además las enzimas microsomales hepáticas desempeñan un papel activo en el metabolismo del alcohol. Una pequeña porción de alcohol se excreta sin metabolizarse por los pulmones y riñones.

Los niveles de tolerancia a los efectos del alcohol varían de manera considerable. Algunas personas con idénticos niveles sanguíneos de etanol pueden presentar una conducta muy diferente entre si. La ingesta crónica de etanol, da como resultado el desarrollo de tolerancia metabólica y farmacodinámica. La primera implica que los sistemas enzimáticos encargados de la degradación de alcohol se encuentran mas activos y por lo tanto pueden metabolizar a la droga mas rápidamente. Cuando la administración de alcohol es constante (Vg. todos los días) sin exceder ciertos niveles, puede ser que el sujeto no presente signos de intoxicación. Sin embargo al aumentar estos niveles los signos de intoxicación aguda reaparecerán. Después de tres semanas de detener la administración del alcohol, la tolerancia metabólica disminuye hasta extinguirse. La tolerancia farmacodinámica o tolerancia tisular, implica cambios adaptativos en el ámbito celular, particularmente a nivel neuronal, como resultado de una exposición crónica al alcohol. Las bases bioquímicas para este fenómeno han sido explicadas anteriormente. La ingestión crónica de grandes cantidades de etanol da como resultado una dependencia física. El tiempo que se requiere para que esta aparezca no está completamente definidos, la presencia de esta dependencia se corrobora por la existencia de un síndrome de abstinencia, que puede presentarse aún cuando persistan niveles de alcohol en sangre.

INTOXICACIÓN AGUDA CON ETANOL.

Aunque el efecto del etanol se observa en todas las células del organismo, el sistema nervioso central es el que más manifestaciones agudas presenta. Los signos clínicos de una intoxicación aguda son: lenguaje lento y tartajoso, ataxia e incoordinación motora, nistagmus, errores de juicio desinhibición, agresividad, problemas en la atención y en la concentración, problemas con la memoria reciente, irritabilidad, euforia, depresión y labilidad emocional. El etanol produce una desinhibición de los centros subcorticales de la influencia reguladora y moduladora de la corteza cerebral. Esto al parecer explica los cambios de tipo estimulante en la conducta. En la mayoría de los individuos una concentración de alcohol de 50 a 100 mg por decilitro, da como resultado una intoxicación moderada. Concentraciones arriba de 100 mg/dl incapacitan a la persona para conducir un vehículo motorizado; a 200 mg/dl, el individuo se observa atáxico con lenguaje lento y tartajoso. Niveles de alcohol por arriba de 400 mg/dl son potencialmente letales.

Existe una condición que se denomina intoxicación idiosincrásica por etanol, en la cual pequeñas cantidades de etanol dan todo un cuadro de intoxicación aguda, que no se correlaciona con las cifras de niveles plasmáticos de etanol, que se han descrito previamente. Aparece en estos sujetos un estado de desorientación y confusión mental, que hacen, inclusive, que el episodio de intoxicación no sea registrado por el sujeto y que aparezca como un cuadro amnésico (Amnesia lacunar). Estos episodios habitualmente terminan después de que el paciente toma una siesta corta de 2 a 3 hr.

INTOXICACIÓN CRÓNICA CON ETANOL.

Los efectos sobre el sistema nervioso central y periférico son uno de los principales efectos de la ingesta crónica del alcohol. A nivel periférico las polineuropatías, son el resultado de una inducción de avitaminosis secundarias a la ingesta crónica del alcohol. En la mayoría de los pacientes, este problema se inicia por ausencia de reflejo patelar, en la medida que aumenta, se observa una sensación de quemadura en las plantas de los pies, parestesias, debilidades musculares y en las formas mas graves se reportan problemas en la marcha. Una abstinencia prolongada, así como una adecuada nutrición y la administración de vitaminas gradualmente revierten este síndrome, aunque existen formas que pueden dejar un daño permanente.

Una forma de avitaminosis (vitamina B1-tiamina) que se observa también en el alcoholismo crónico, da como consecuencia la enfermedad de Wernicke. Esta se caracteriza por nistagmus, parálisis bilateral del sexto nervio craneal, problemas en los movimientos conjugados de los ojos, así como ataxia y problemas mentales, que han hecho que a esta enfermedad se le conozca como "Delirio quieto". La presencia de apatia, lasitud, desorientación, y conducta autista son datos clínicos comunes en esta alteración.

Otra forma menos común de síndrome alcohólico es la psicosis confabulatoria o psicosis de Korsakoff. La cual consiste en una amnesia anterógrada y retrógrada, en un individuo que por lo demás está alerta. El enfermo al darse cuenta de sus problemas de memoria tiende a fabular o confabular (en el caso de que se le sugiera un tema) sobre situaciones que tiendan a llenar el hueco amnésico. La enfermedad de Wernicke y el síndrome de Korsakoff pueden estar presentes conjuntamente (Sindrome Wernicke-Korsakoff), cuando esto ocurre en la examinación postmortem, se observan lesiones en los cuerpos mamilares hipotalámicos, estas son hemorragias petequiales. También es frecuente observar estas alteraciones en mesencéfalo.

SÍNDROME DE SUPRESIÓN ETÍLICO.

En pacientes con dependencia física, los síntomas clínicos iniciales de un síndrome de supresión etílico inician unas horas después de la ultima copa. Los primeros síntomas son temblores, tensión muscular, sudoración, una sensación vaga de ansiedad, esto va seguido de nausea, vómito, anorexia y calambres abdominales. El paciente aparece agitado e inquieto, aparecen signos de hiperactividad generalizada del sistema nervioso central, con irritabilidad e hiperreflexia y una tendencia al sobresalto con facilidad. En la medida que el síndrome progresa aumenta la ansiedad que puede llegar a tener una similitud con el pánico, pueden presentarse ilusiones o aún alucinaciones auditivas y visuales, acompañadas de ideas delirantes de tipo paranoides. En una minoría de sujetos pueden desarrollarse crisis convulsivas generalizadas, las crisis se presentan de 17 a 24 h., después de haberse suspendida la ingesta de etanol, el 2 % de estos sujetos pueden presentar "Status epilepticus". Esto es particularmente cierto para pacientes con antecedentes de actividad convulsiva.

Cerca de un 5% de los pacientes que ingresan a un síndrome de supresión pueden evolucionar hacia un Delirium tremens, el cual), loscteriza, además de los datos clínicos antes descritos, por confusión, desorientación, agitación y delirium. Los síntomas se presentan de 24 a 72 h después de la última bebida. El síndrome puede durar de unas horas hasta una semana. Las alucinaciones visuales son muy vívidas y estas se presentan con mas frecuencia durante la noche, hay insomnio, pesadillas, hiperactividad del sistema nervioso autónomo, pueden incluir fiebre, sudoración, taquicardia, hipertensión y aumento en la frecuencia respiratoria. Una serie de complicaciones médicas pueden acompañar y aun desencadenar el delirium tremens, estas son la neumonía, desnutrición, cirrosis, gastritis, anemia, etc. Se ha observado que una vez que se presenta el primer delirium tremens, es mas fácil que se presenten nuevos episodios de este tipo, esto ha dado como resultado una especulación de que un fenómeno de tipo facilitación o "Kindling" pueda estar en la base de esta facilitación relativa a los nuevo episodios de delirium.

ALUCINOSIS ALCOHOLICA.

Algunos pacientes después de un tiempo mas o menos largo de ingerir etanol desarrollan un tipo de alucinación orgánica. A esto se le denomina alucinosis etílica. Estas personas están orientadas en las tres esferas y no presentan ningún síntoma de delirium tremens. El enfermo puede darse cuenta de que las alucinaciones nop son reales, y que emite el juicio correcto de que son debidas a su alcoholismo, pero no pueden evitar que se presenten, entonces se desarrolla una especie de simbiosis entre el paciente y sus alucinaciones. Algunos enfermos presentan esta alteración de manera crónica y pueden estar relacionadas y exacerbadas por los episodios de administración de alcohol.

TRATAMIENTO DEL ALCOHOLISMO

Los pacientes con dependencia o abuso del alcohol deben de ser confrontados con la realidad de su alteración, trabajar en tres aspectos básicos: (1) Intervención; (2) Desintoxicación y (3) Rehabilitación.

La intervención, también llamada confrontación, consiste en trabajar las defensas de negación, y ayudar al paciente a que reconozca las consecuencias adversas que ocurrirán si no recibe tratamiento. Es importante que el médico tome algunos de los síntomas o molestias que agobian al paciente (egodistónicos), para trabajar desde ellos hacia el reconocimiento de la enfermedad. Síntomas como insomnio, depresión, ansiedad. La familia puede ser de gran utilidad en esta intervención. Se debe de instruir a la familia que no proteja al paciente de los problemas que él genera con su consumo de alcohol, y de esta manera, que se haga una asociación entre conducta y consecuencia. La familia puede asistir a las reuniones de Alanon, formado por familiares de alcohólicos, para el manejo de la co-dependencia.

La desintoxicación implica no solo remover el alcohol del cuerpo, sino ponerlo en consecuencias físicas y cognitivas para que pueda entender las maniobras terapéuticas que se van a utilizar con él. En esta primera fase es común que el paciente esté tomando benzodiacepinas, u otro tipo de medicamentos supresores del SNC, para disminuir el síndrome de supresión y la probabilidad de que se presenten crisis convulsivas. Es posible el empleo de benzodiacepinas como diacepam (10 mg/dos veces al día); loracepam (2 mg cada 12 hrs): en caso de temblor intenso se puede manejar el propranonol (10 mg dosis única). En las reacciones severas de supresión etílica se puede emplear halopepridol o tioridazina. El paciente debe de estar bien hidratado, con control de presión arterial, temperatura,

La rehabilitación comprende los siguientes componentes: (1) Esfuerzo constante para incrementar y mantener la motivación para la abstinencia; (2) hacer que el paciente re-ajuste su vida con motivaciones en las que no este el alcohol como un estilo de vida; Trabajar en la prevención de las recaídas, llevar una diario, de bebidas, en donde se registren aspectos de recaídas, motivaciones y situaciones de debilidad.

COCAÍNA Y ANFETAMINA.

Ambas drogas son el prototipo de las sustancias estimulantes del sistema nervioso central, aunque tengan diferencias estructurales y de origen. La cocaína es una droga que existe en la naturaleza y que fue aislada de la planta Erythroxylon coca, en 1855 por Niemann. Sigmund Freud, realizó una monografía sobre la cocaína (1884), en donde describió de una manera muy acertada los efectos conductuales de esta sustancia, atribuyéndole poderes terapéuticos en la neurastenia, depresión , alcoholismo y adicción a la morfina. Un aspecto interesante es que en la mayoría de sus reportes, el sujeto de estudio fue solo una persona: Sigmund Freud.

Las propiedades estimulantes de las anfetaminas fueron descritas en 1933 y reportes de abuso de estas sustancias aparecieron al poco tiempo, estas reemplazaron rápidamente a la cocaína como droga de abuso en las calles. Ambas drogas aumentan la concentración de catecolaminas en la hendidura sináptica, la cocaína bloquea la recaptura, mientras que las anfetaminas aumentan la liberación y bloquean la recaptura.

FARMACOLOGÍA.

La cocaína oral masticada, es utilizada en los Andes por los indígenas de la región, sin que produzca los efectos dramáticos de las otras formas de la droga, es común que se utilicen infusiones de cocaína, como estimulantes, con un apotencia equivalente al de una taza de café. Sin embargo las rutas de administración mas comunes son la intranasal, intravenosa y fumada como base libre ("crack"). Por cualquiera de estas vías la cocaína es absorbida rápidamente y sus efectos eufóricos se observan en segundos o minutos, con un pico máximo a los 10 minutos y una duración del efecto, alrededor de 60 min. La administración i.v., tiene su pico máximo a los 15 seg, con una duración de 15 minutos. Finalmente el fumarla produce efectos máximos a los 5 min. con una duración de 20 min. La vida media de la cocaína en plasma es de aproximadamente una hora, siendo metabolizada en el hígado por las colinesterasas, formándose el compuesto soluble benzoilecgonina, el cual se excreta por la orina. Este es detectable en la orina hasta tres días después de que se utilizó la cocaína.

La anfetamina y metanfetamina son absorbidas rápidamente del tracto gastrointestinal y pueden almacenarse en los compartimentos tisulares, principalmente en los lípidos. Después de ingerirla oralmente, los primeros efectos aparecen a los 30 min. Estas drogas se metabolizan en el hígado mediante hidroxilación, desmetilación y desaminacion oxidativa, finalmente se excretan por la orina. Debido a su gran liposolubilidad, rápidamente cruzan la barrera hematoencefálica. Debido a su gran similitud estructural con la norepinefrina y la dopamina, las anfetaminas ejercen su acción en las sinapsis catecolaminérgicas, aumentando la liberación, bloqueando la recaptura y para algunos investigadores también existen evidencias de estimulación directa de los receptores adrenérgicos. Clínicamente producen euforia, anorexia, insomnio, supresión del SMOR, aumento de la actividad psicomotriz. Todos estos eventos relacionados con el efecto sobre el sistema norepinefrínico y dopaminérgico.

SÍNTOMAS DE LA ADMINISTRACIÓN AGUDA.

Como todos los estimulantes del SNC, la cocaína produce euforia, sensación de bienestar, esto con dosis bajas. Los efectos periféricos incluyen vasoconstricción, un aumento de la presión sanguínea, aumento en el pulso y en la temperatura. Las pupilas se encuentran dilatadas. Dosis repetidas continuas, pueden dar como resultado conducta estereotipada, bruxismo, irritabilidad, temblor, estados emocionales de pánico y aún de psicosis paranoica. Fallas cardiacas agudas, accidentes cerebrovasculares, y crisis convulsivas también se han reportado. Al finalizar el episodio de utilización repetida de cocaína, se presenta un deseo de búsqueda de cocaína. A este periodo se le denomina en ingles "Crash", y esta caracterizado por agitación, ansiedad, depresión. Al poco tiempo subsiste la depresión y la fatiga, que llega a la hipersomnolencia y a la hiperfagia. A los pocos días esto va seguido de anhedonia, disminución en el interés por lo que rodea al sujeto y el apetito por cocaína decrece alrededor de 1 a 10 semanas. La cocaína tiene propiedades muy importantes como reforzador. En monos, por ejemplo, a los cuales se les priva de comida y que además tienen un catéter intravenoso que administra cocaína con la activación de una palanca, prefieren la auto-administración de cocaína a la alimentación.

La anfetamina produce en forma aguda, elevación del estado de ánimo, aumento de la capacidad de alerta, disminución en el apetito, probablemente por efectos directos en el centro del apetito a nivel del hipotálamo lateral. Elevación de las presiones sistólicas y diastólicas. En dosis elevadas se presenta temblor, agitación, insomnio, cefalea y un estado disfórico. Es común observar con el uso crónico y repetido la aparición de psicosis paranoide. La tolerancia y el síndrome de supresión son muy parecidos a los que se describieron anteriormente para la cocaína.

FARMACOLOGÍA CONDUCTUAL DE LA COCAÍNA.

Como la mayoría de los estimulantes del SNC, la cocaína altera la conducta condicionada y no condicionada de los animales experimentales en un modelo dosis-respuesta. Dosis moderadas de cocaína aumentan la actividad locomotora, mientras que dosis altas aumentan las conductas estereotipadas. Cuando se dan dosis aún mayores los animales desarrollan crisis convulsivas y aun pueden morir. La tolerancia para el efecto psicomotor de la cocaína, ha sido reportada, pero también se ha encontrado un aumento a la sensibilidad (o tolerancia inversa) tanto en animales como en seres humanos y se ha propuesto que, esta sea la explicación de los ataques de pánicos inducidos por cocaína o aún de las psicosis paranoides y de la letalidad por esta droga.

NEUROBIOQUÍMICA DE LA COCAÍNA.

Desde hace algunos años se sabe que el efecto de la cocaína se da por el aumento de la actividad de sistemas de neurotransmisión como la dopamina serotonina y la norepinefrina. Este fenómeno ocurre por tres mecanismos: (1) aumento de la liberación de los neurotransmisores; (2) retardo en su remoción de la sinapsis y (3) bloqueo en su eliminación o destrucción.

ADICCIÓN A LOS OPIOIDES

Existen diferentes sustancias en este grupo, la que más se consume es la heroína. En algunos países como en E.U.A, no se ha incrementado su uso en la población, como sucedió con la cocaína, pero en otros países de Europa, si hay reportes de que este tipo de adicciones va aumentando. Se conocen otros 20 compuestos químicos con propiedades opioides. En el caso de estos últimos, la dependencia se adquiere, porque se ha prescrito un medicamento que contiene dichas sustancias o en el caso del personal de salud, por el contacto que tiene con dichas sustancias.

La principal característica de las sustancias opioides adictivas es que son agonistas de los receptores Mu-opiodes. Estas sustancias presentan efectos subjetivos similares, sin embargo el patrón de uso y abuso de estas sustancias se relaciona de manera directa con la ruta de administración y el metabolismo específico del opioide.

Las personas que utilizan el opio, la morfina o la heroína, tienen datos de intoxicación caracterizados por un estado de agitación psicomotriz, aun cuando también en algunas personas puede inducir sedación, se reportan también alteraciones del juicio. Existe contracción pupilar, confusión mental, y el lenguaje es tartajoso. El abuso de estas sustancias lleva a problemas ocupacionales, escolares y familiares, y también a alteraciones de la memoria y de la atención.

Por otro lado está el síndrome de supresión. En este hay una interrupción brusca o hay el empleo de un antagonista opioide (naloxona o naltrexona). El humor se torna disfórico, hay nausea y vómito, dolores musculares, lagrimeo, rinorrea, dilatación pupilar, diarrea, bostezos frecuentes, fiebre e insomnio.

ASPECTOS NEUROBIOQUÍMICOS Y PSICOFARMACOLÓGICOS.

Uno de los avances cruciales en neurociencias, para el entendimiento de las adicciones, fue el descubrir receptores endógenos a sustancias exógenas. Esto puso de manifiesto que ingerimos sustancias, sobre todo las relacionadas con aspectos recreacionales y no alimenticios, para que produzca un efecto significativo a nivel del sistema nervios. Este efecto puede ser cambios en el estado de ánimo, modificaciones en los niveles de ansiedad o miedo, lograr estado eufóricos o disociativos.

Los receptores a opiodes fueron descubiertos en 1970 por Salomon Snyder y su grupo y con esto se puso en evidencia el hecho de que deberían de existir moléculas endógenas que interaccionaran con estos receptores. Cinco años después en Escocia, Hughes y Kosterlitz, descubrieron la encefalinas, uno de los tantos ligandos endógenos que se han seguido descubriendo.

En la actualidad el término opiode se refiere a cualquier sustancia que se una de manera específica a cualquiera de los diferentes receptores a opioides, y que mediante esto sea capaz de producir modificaciones a la fisiología. Durante los primeros años de la investigación en esta área diferentes tipos de receptores a opioides fueron detectados. El receptor Mu, el cual es el sitio de acción del agonista clásico morfina, este receptor posee una interacción con el resto de los receptores a opioides. El receptor kappa, tiene como agonistas al buterfanol y el nalbufina; el receptor sigma, el cual es el sitio de preferencia para la metionina-encefalina.

La codeina (3-metoximorfina), la cual se encuentra en forma natural como uno de los alcaloides del opio, actúa como una pro-droga, ya que se transforma a morfina, la codeína de manera directa no se une al receptor Mu, y esto explica quizás su poca potencia adictiva. La metadona es un agonista típico del receptor Mu, pero con una vida media mayor, lo cual hace que el paciente no experimenta los picos súbitos que se logran con otros opioides con mayor velocidad de absorción y eliminación. Esta sustancia se utiliza en algunos programas de "desintoxicación", llamados de metadona, en donde la sustancia es proporcionada de manera controlada a los adictos y de esta manera se tiene control sobre los mismos. La meperidina, actúa también sobre los receptores Mu, pero tiene un metabolito, la normeperidina, el cual tiene propiedades convulsivantes. Algunos pacientes usuarios de meperidina, pueden experimentar cuadros de delirium y convulsiones, como resultado de la acumulación del metabolito mencionado.

La tolerancia y dependencia físicas son fenómenos vinculados al receptor Mu. sin embargo las modificaciones en este receptor modifican a los otros (kappa y sigma), sin embargo, la administración de agonistas a receptores Kappa o sigma, no da tolerancia cruzada para los receptores Mu. Los agonistas de los receptores kappa producen síndrome de supresión y dependencia, diferente al de los agonistas al receptor Mu. En el caso de los primeros hay modificaciones del estado de ánimo que lleva a la disforia.

Desde el siglo XIX se observaron reportes de abusos a inhalantes con fines recreacionales y adictivos, sin embargo después de los 50´s de este siglo, se observó una epidemia en el reporte de casos con uso de inhalantes. La situación se complica, debido a que los adictos son personas de 10 a 40 años (90 %). Los compuestos que se inhalan son: solventes para pegamentos o adhesivos, propulsores para aerosoles y pinturas, tinher y combustibles (gasolinas). Todos estos compuestos tienen en común el tener materiales volátiles como los hidrocarburos, tolueno, tricloroetileno, gasolinas y butano, entro otros compuesto.

Como se ha mencionado anteriormente esta adicción es de niños y adultos jóvenes, estos últimos en plena etapa productiva. La relación de género es de tres hombres y una mujer, Las muertes por sobredosis, por ejemplo por tolueno, ocurren en un alto porcentaje en usuarios novatos, que no saben como dosificarse la administración de los inhalantes.

ASPECTOS DE NEUROBIOQUÍMICA Y PSICOFARMACOLOGÍA.

A escala industrial, se recomienda que el tolueno, por ejemplo, sea respirado en concentraciones de 100 partículas por millón, sin embargo en la bolsa de plástico de un adicto llegan a detectarse 10,000 ppm. Bastan 15 a 20 inhalaciones profundas, para que una persona se intoxique por una hora con gasolina.

Los niveles de tolueno en una persona intoxicada que es atendida en un hospital, son entre 0.8 y 8 ug/g. El cerebro y el tejido graso acumulan este tipo de compuestos dada la lipofilicidad de estos compuestos. La co-administración con alcohol, produce un aumento de los niveles plasmáticos de los solventes, debido a que ambas sustancias compiten en el mismo sitio al nivel de los sistemas enzimáticos hepáticos. El tolueno, por ejemplo, se metaboliza en el hígado a ácido hipúrico.

El efecto neuronal de los inhalantes no es claro. Algunas líneas de investigación apuntan hacia modificaciones en la fluidez de la membrana celular y de esta manera alteración en la excitabilidad. También se proponen que actúen sobre el complejo receptor GABA-Benzodiacepina-canal a cloro. Los efectos conductuales en animales sugieren que estas drogas actúan como el alcohol o los barbitúricos u otros depresores del SNC. Los inhalantes, por ejemplo, producen estimulación psicomotora con dosis bajas, y supresión motora, en la medida que se aumenta la dosis. Estas substancias también tienen propiedades anticonvulsivas. En los roedores, por ejemplo, el síndrome de supresión está caracterizado por crisis convulsivas, las cuales son bloqueadas con tolueno, etanol y benzodiacepina. Esto comprueba que los inhalantes tienen la capacidad para producir dependencia física y presentar tolerancia cruzada con depresores del SNC.

Una serie de eventos colaterales o indeseables se presentan con los inhalantes. El mas severo es la muerte, la cual puede deberse a la depresión respiratoria, arritmias cardiacas, asfixia, broncoaspiración y accidentes automovilísticos o de otro tipo.

El uso crónico de estas substancias dá como resultado atrofia cerebral, epilepsia del lóbulo temporal, demencia y diversos cambios en el electro encefalograma.

La intoxicación aguda con inhalantes se caracteriza por desorientación, errores de juicio, letárgica, disartria, pérdida de apetito. El uso continuo de estas sustancias puede dar como consecuencias psicosis, caracterizadas por ideas delirantes y alucinaciones, estas últimas poco estructuradas. A nivel de los diferentes aparatos y sistemas, se observan enfisema, daño hepático y renal, desnutrición rabdomiolisis, alteraciones motoras.

ADICCION A FENCICLIDINA.

La fenciclidina (Phencyclidine - PCP- "polvo de angel"), es una arilciclohexilamina. Fue desarrollada originalmente como un anestésico para humanos, pero su uso ha sido discontinuado ya que produce una serie de manifestaciones clínicas en las que se incluyen cuadros de psicosis, ansiedad y cuadros alucinatorios. En la actualidad se le emplea únicamente en medicina veterinaria.

Se le ha clasificado como un anestésico disociativo, la PCP tiene propiedades estimulantes, depresoras, alucinatorias y analgésicas, dependiendo de la dosis y de la ruta de administración. Puede ser tomada en forma oral, nasal o intravenosa. Esta droga tiene una buena absorción por cada una de esas rutas. La fenciclidina se metaboliza en el hígado y se almacena también al nivel de tejido graso. Aunque la vida media en plasma es de 45 min para una dosis baja, se han reportado vidas medias hasta de tres días. Esto último es el resultado del secuestro de la droga en el tejido graso.

Intoxicación aguda. Con una dosis baja (5 mg o menos) se observa que PCP ejerce un efecto depresor, con un estado que semeja a la intoxicación con alcohol, con incoordinación muscular, entumecimiento de las extremidades, mirada perdida, ptosis ligera de ambos párpados. Se puede detectar nistagmus (vertical y horizontal), la pupila esta miótica y hay ausencia del reflejo corneal. Hay alteración en la percepción, analgesia media, y varias formas de alteraciones motoras. Con dosis mayores (5 a 10 mg) se produce nistagmus, disartria, ataxia, hiperreflexia, aumento del tono muscular, cataplexia. Si se ingiere una dosis severa (mayor a los 20 mg), se observa una crisis hipertensiva, rigidez muscular, crisis convulsivas, depresión respiratoria, coma y muerte. Los efectos subjetivos de la PCP incluyen cambios en la imagen corporal, sentimientos de disociación, distorción perceptual, alucinaciones visuales y auditivas. Este estado conductual semeja a los que se observan por la privación sensorial. La amnesia al periodo de intoxicación es habitual. En algunos sujetos novicios, aunque también puede presentarse en usuarios crónicos, se presenta la psicosis por fenciclidina. Puede ser que en pacientes con esquizofrenia, se observe una reactivación del cuadro. El curso de la psicosis por fenciclidina se puede dividir en tres estadios. En la fase aguda, la cual es la más severa, el sujeto presenta delirios paranoides, hiperactividad, anorexia, insomnio, agitación o catalepsia. En la siguiente fase la psicosis, la paranoia y la agitación persisten, pero el paciente se encuentra con mayor introspección y con juicio de lo que está ocurriendo. En el tercer estadio hay una reintegración gradual, en donde puede haber una depresión postpsicótica.

La administración de PCP a esquizofrénicos llevó a una exacerbación de las alteraciones del pensamiento, así como un aumento en la hostilidad. Esta exacerbación se presentó a lo largo de varias semanas. En sujetos con esquizofrenia crónica, hay algunos que son hiporresposivos con anfetaminas e inclusive pueden presentar una respuesta paradójica de mejoría. La habilidad de la PCP de exacerbar el cuadro psicótico en esquizofrénicos agudos o crónicos es similar. Esto último nos habla, de que la PCP activa estructuras particularmente vulnerables, en los sujetos que tienen esquizofrenia.

MECANISMOS MOLECULARES DE LA ACCIÓN DE LA FENCICLIDINA.

Debido a lo pequeño de las dosis que se requiere para que la PCP ejerza su efecto psicotomimético (afinidad submicromolar), se ha buscado un sitio de unión específico, que pueda reconocer esta concentración de sustrato. Una unión de alta afinidad para PCP fue demostrada en 1979. El receptor para PCP está localizado dentro del canal iónico que se encuentra acoplado al complejo receptor del N-metil-D-aspartato (NMDA) (ver figura 2). Este receptor para NMDA es un tipo de receptor para el amino ácido excitatorio, Lglutamato, el neurotransmisor excitatorio mas abundante del cerebro. La PCP inhibe la liberación de neurotransmisores mediada por los receptores NMDA. Los agentes que se unen al receptor para PCP, modificán el funcionamiento de los receptores NMDA, y de la interacción glutaminérgica.

ECSTASIS (MDMA)

Este es el nombre más común del 3,4-metilen-dioxi-metamfetamina (MDMA), y de sus análogos. Es un derivado de las anfetaminas, que fue producido por la compañía farmacéutica Merck, en 1912, como supresor de apetito, para los soldados alemanes que entonces se encontraban en los campos de batalla en la 1ª Guerra Mundial. Sin embargo se le dejó de usar porque no inducía "conducta bélica". El perfil farmacológico de NMDA es mixto, por un lado es estimulante y por otro alucinógeno. La administración aguda, produce los siguientes efectos: euforia, aumento en la autoestima, aumento en la calidad de la percepción sensorial, empatía, extroversión. Los efectos negativos agudos son: bruxismo, tacicardia, hipertermia, trismus (tan severo que lleva a que las personas utilicen chupones o paletas de dulce), de manera mas rara, puede presentarse un cuadro de psicosis y muerte.

El fenómeno de supresión está caracterizado por dolores musculares, depresión, fatiga, y problemas de concentración.

En personas que tienen un uso crónico, se observa que la supresión se caracteriza por: depresión mayor, insomnio, ansiedad, impulsividad, agresión, disminución en el aprendizaje y en la memoria en general, pero sobre todo problemas en la atención. En cuanto a los aspectos de toxicidad, se sabe que el inicio de los efectos es aproximadamente a los 30 minutos, con un efecto máximo entre 1 y 3 horas. Y una vida media de 16 a 31 hrs. Aunque la forma de administración del ecstasis es tabletas o cápsulas, existen otras formas de administrarlo como son inyectado, fumado, o absorbido como supositorio.

EVALUACIÓN DEL USO DE SUBSTANCIAS ADICTIVAS.

Esta es un área sensible, en donde los pacientes, dependientes o no a las sustancias, están a la defensiva, sin embargo es importante no pasarla de largo, porque puede ser una buena oportunidad para detectar y ayudar a este tipo de pacientes. Sin embargo una evaluación sin juzgar moralmente al paciente y sin hacer comentarios demás, puede ser de mucha utilidad.

1. Cantidad y frecuencia del uso de la sustancia. Se debe de hacer una semiología, comparando el uso actual con el previo, y con las épocas de mayor consumo, si es otra época diferente a la actual. Hay que explorar el uso concomitante de varias sustancias, ya que esta situación es frecuente (v.gr., alcohol y tabaco, o estimulantes).

2. La presencia de tolerancia y síndromes de supresión. Desde cuando los ha presentado, frecuencia y severidad de los mismos (esto nos da una idea desde cuando el paciente es adicto a la sustancia o sustancias exploradas).

3. Comorbilidad. SI hay desarrollo de enfermedades debidas a la dependencia (hepatitis, enfisema, psicosis, VIH, etc).

4. Consecuencias en las áreas familiares, laborales, escolares, legales, etc., del consumo de las sustancias.

5. Antecedentes familiares de dependencia a las sustancias.

6. Número de veces que ha intentado retirarse de la sustancia, duración si consumo y principales causas de recaídas.

7. Tipo de tratamientos o ayuda que ha solicitado para dejar de depender de las sustancias.

Como ya se ha descrito, la comorbilidad entre la dependencia de sustancias y las alteraciones psiquiátricas es alta. En la tabla 2, se muestran los porcentajes de abuso y dependencia de sustancias según el estudio "The Epidemiologic Catchment Area" de 1991, en E.U.A.

El modelo psiquiátrico actual de las adicciones sostiene que un importante número de casos, las personas que dependen de sustancias, tienen una enfermedad psiquiátrica como fondo. Lo que hace le paciente, es tratar de contender contra este problema en una especie de automedicación, que lleva a una disfunción aún mayor, aunque de momento se tenga cierto alivio, a la larga las características adictivas de las sustancias llevarán a que el padecimiento primario por el cual se buscó alivio con las drogas, sea relegado, y que predomine la conducta adictiva.

La anterior propuesta, refuerza lo que comenté en el capítulo de la Enfermedad Mental como Estigma, y la pérdida de libre albedrío. Una vez que un paciente con menos cantidad de receptores dopaminérgicos del tipo D2, que presenta al nivel de su vivencia diaria anhedonia (vacío existencial), se pone en contacto con algún estimulante, digamos anfetaminas o nicotina, y por un momento su vida cambia y se siente bien y aún eufórico, el efecto reforzador, y la exacerbación de sus malestares por la supresión, harán que esta persona sea un potencial adicto a estimulantes. Este argumento, es quizás el mas fuerte que encuentro para mantener ilegales a las drogas adictivas.

El legalizar las drogas, llevaría a una baja en el crimen organizado y todo el mundo que gira con ellos; reduciría el costo de los procesos legales y del mantenimiento de los narcotraficantes en las prisiones; podrían ser materia para el cobro de impuestos, como ocurre con el alcohol y cigarrillos en la actualidad y finalmente se reforzaría la responsabilidad de los individuos para consumir o no las drogas. Pero la disponibilidad y exposición masiva de estas sustancias, crearía un impacto social mayor; aumentarían los problemas por el uso de drogas; aumentaría el costo social, especialmente por el impacto del aumento de los problemas en el ámbito familiar, escolar, laboral, de tráfico y el deterioro de la salud de los usuarios.

La sociedad establece un tipo de contrato con el estado referente al empleo y uso de drogas, en donde la información epidemiológica, en neurociencias y en el desarrollo de enfermedades (psiquiátricas o no) por el uso de sustancias adictivas, van marcando la pauta. El contrato sostiene que esta prohibido el uso de drogas a escala personal, la venta o distribución de estas en el ámbito de la comunidad, asiento de la sociedad. Las drogas que están dentro de este contrato incluyen: mariguana, cocaína, heroína, alucinógenos, estimulantes y sedantes sintéticos y medicamentos de prescripción médica que tienen la potencialidad de causar adicción. En algunos países, se han puesto limitaciones para la venta de alcohol y cigarrillos a menores, y se distribuye información en la población de los riesgos que se tienen con el uso de las drogas legales. La expansión del uso de drogas que se observó en la ultimas décadas del siglo XX y que parece sigue en incremento en el presente, es el resultado de la explosión de diferentes subtipos de drogas ilegales y de las amplias redes de distribución, con lo cual ha llegado a ser un problema de seguridad nacional en diferentes países del orbe.

REFERENCIAS

1: Galanter M. Alcoholics anonymous and twelve-step recovery: A model based onsocial and cognitive neuroscience. Am J Addict. 2013 Aug 12. doi:

2: Belcher AM, Volkow ND, Moeller FG, Ferré S. Personality traits and
vulnerability or resilience to substance use disorders. Trends Cogn Sci. 2014 Mar

3: Landa L, Machalova A, Sulcova A. Implication of NMDA receptors in behavioural sensitization to psychostimulants: A short review. Eur J Pharmacol. 2014 Mar 6.

4: Bobzean SA, Denobrega AK, Perrotti LI. Sex differences in the neurobiology of drug addiction. Exp Neurol. 2014 Feb 6. pii: S0014-4886(14)00035-1. doi:
10.1016/j.expneurol.2014.01.022.

5: Nestler EJ. Cellular basis of memory for addiction. Dialogues Clin Neurosci.
2013 Dec;15(4):431-43.

6: Zwar NA, Mendelsohn CP, Richmond RL. Supporting smoking cessation. BMJ. 2014
Jan 14;348:f7535.

7: Greydanus DE, Hawver EK, Greydanus MM, Merrick J. Marijuana: Current

Concepts(†). Front Public Health. 2013 Oct 10;1:42.

8: Cadet JL, Bisagno V, Milroy CM. Neuropathology of substance use disorders. Acta Neuropathol. 2014 Jan;127(1):91-107.

9: Tomek SE, Lacrosse AL, Nemirovsky NE, Olive MF. NMDA Receptor Modulators inthe Treatment of Drug Addiction. Pharmaceuticals (Basel). 2013 Feb 6;6(2):251-68.

10: Garfield JB, Lubman DI, Yücel M. Anhedonia in substance use disorders: a systematic review of its nature, course and clinical correlates. Aust N Z J Psychiatry. 2014 Jan;48(1):36-51

11: Manceaux P, Maricq A, Zdanowicz N, Reynaert C. Preventing toxicomania and addictive behaviour in adolescence. Psychiatr Danub. 2013 Sep;25 Suppl 2:S109-12.Review.

12: Baik JH. Dopamine signaling in reward-related behaviors. Front Neural Circuits. 2013 Oct 11;7:152.

13: Higgins GA, Sellers EM, Fletcher PJ. From obesity to substance abuse: therapeutic opportunities for 5-HT2C receptor agonists. Trends Pharmacol Sci. 2013 Oct;34(10):560-70.

FILOSOFÌA DE LA PSICOFARMACOLOGÍA

La psicofarmacología es por virtud propia, la rama de farmacología que ha tenido un crecimiento exponencial en los últimos cincuenta años. En la actualidad se tienen medicamentos para casi todas las dolencias neuropsiquiatrías, con lo cual no implica que se curen o que sean totalmente efectivos. También se ha cuestionado si hay otras sustancias que tienen la capacidad de modificar el funcionamiento del sistema nervioso con fines placenteros y que son el factor necesario, aunque no suficiente para que se desarrolle el fenómeno de la dependencia. Algunas de estas sustancias son el alcohol, los canabinoides, la nicotina, la cocaína, las morfinas, la cafeína y otras drogas modifican los procesos cerebrales. En un tercer grupo están la dietil amida del ácido lisérgico (LSD), y las sustancias neuroactivas de algunas plantas y hongos como la mezcalina, muscarina, psilosibina. Los grupos pueden intercambiarse. De hecho el alcohol etílico era el único anestésico utilizado hasta el siglo XIX para cirugías de amputación en campos de batallas, este después fue sustituido por éter y cloroformo.

La cafeína, una sustancia que se descubrió, según cuenta la leyenda, por las cabras de un pastor etíope que al comer de uno arbustos con bayas rojas, se agitaban de manera notable. Tardo tiempo de ingresar a Europa, traída de los países árabes, en donde pronto se supo que tenía un efecto estimulante. La cafeína es un buen ejemplo del como una droga ha sido utilizada en el consumo cotidiano, y que es además una herramienta de investigación en neurociencias. Gracias a la cual, sabemos de los mecanismos de regulación del sueño. Después se ha empleado como sustancia que potencializa el efecto de los analgésicos, combinada con paracetamol o ácido salicílico. Hay drogas con uso médico que son abusadas y de las cuales se genera adicción, como las benzodiacepinas, anfetamina, analgésicos opioides, etcétera.

Las sustancias con que se comunican las neuronas

Los neurotransmisores son moléculas de bajo peso molecular como la acetilcolina y algunos gases como el monóxido de carbono y el oxido nítrico. Pero también hay moléculas pesadas que son proteínas. La acción de estas sustancias a nivel operativo es a dos frentes, por un lado es el abrir o cerrar los poros en las membranas neuronales, cuando se ponen en contacto con sus respectivos receptores. Estos receptores están formados por glicoproteínas, de cinco cadenas. El segundo grupo de receptores, tienen siete cadenas, que se activan con eventos dentro de la misma neurona, que tienen como una de sus metas modular el funcionamiento del material genético de la neurona. Dentro de las mismas todos los elementos se van modificando para generar mensajeros que lleven la información desde la membrana celular al genoma. La fosforilación de proteínas activa a genes de expresión temprana, a facotores neurotróficos como el BDNF (Brain derived neutrophic factor) las proteínas que forman el CREB. Estos a su vez, puede aumentar o disminuir la producción de enzimas, receptores, poros de membrana, factores que regulan y mantienen la actividad neuronal para consigo misma, y en la comunicación con el vecindario.

Las enfermedades psiquiátricas se deben a problemas en la homeostasis de la sinapsis en donde la interacción de los aspectos genéticos y de la crianza juega un papel relevante. En este sentido, lo genético no es estático y se está modificando por una serie de estímulos, a esto se le llama epigenética.

La palabra droga connota a cualquier molécula que modifique el funcionamiento normal de un sistema o de un órgano del cuerpo, Los psicofármacos son drogas que de manera primaria modifican al sistema nervioso. El mecanismo de acción de estas drogas es sobre los sistemas de neurotransmisión. Aumentan, disminuyen, bloquean, aceleran, sustituyen y modifican a otros eventos, los cuales hacen variar la eficacia y respuesta de la sinapsis, al mismo tiempo que estos se traducen en cambios a largo plazo en la eficacia de los circuitos facilitados o inhibidos.

Los psicofármacos han trascendido este entorno terapéutico. Por ejemplo la llamada psicofarmacología cosmética. En donde las personas usan psicofármacos para una situación especial. Por ejemplo, un ejecutivo puede tomar un fármaco X para tener su "cabeza fría" cuando tome una decisión vital en su empresa. Un estudiante ante un examen de una materia que exija una gran concentración, toma una estimulante Y. Este uso de la psicofarmacología tiene cierta similitud al doping de los atletas. Esto de inmediato levanta levantan cuestiones bioéticas sobre su uso: ¿Se tendrá que hacer un examen antidoping en los alumnos de nuevo ingreso a quienes se les haga un examen de admisión?

Los psicofármacos son también una herramienta muy importante para el estudio del funcionamiento cerebral. Por ejemplo, la primera hipótesis bioquímica de una enfermedad psiquiátrica, se fundamentó en evidencias tomadas de la psicofarmacología.

(1) La iproniacida, un medicamento para la tuberculosis, mejoraba el estado de

ánimo de los tuberculosos, sin que se mejoraran las lesiones pulmonares. Utilizada en enfermos deprimidos sin tuberculosis mejoraba el estado de ánimo. Luego se supo que eran inhibidores de una enzima que destruye a sistemas de neurotransmisión. Norepinefrina, dopamina y serotonina. SI se inhibe esta enzima con la iproniacida, se aumenta la disponibilidad de esta en las respectivas sinapsis.

(2) La reserpina, un alcaloide que se extraía de una planta milenaria (esta descrita en lo libro de medicina de la India antigua: "Los Ayurvedas"), se empleaba como una medicina para bajar la presión arterial en enfermos hipertensos. Algunos de los cuales, desarrollaban depresión con el uso de la reserpina. Esta sustancia impide el almacenamiento de los neurotransmisores señalados y con esto se metabolizan. El resultado neto es que se apaga la sinapsis para catecolaminas (dopamina y norepinefrina) e indolaminas (serotonina).

(3) Finalmente la imipramina, un medicamento que se fabricó para el manejo de la esquizofrenia, resultó más eficaz en el manejo del estado de

ánimo. El mecanismo de acción que se le describió mas tarde era detener un mecanismo de re-captura de la sinapsis. AL no haber este evento, aumentan los niveles de los neurotransmisores mencionados en la hendidura sináptica,

En resumen de lo anterior: la iproniacida y la imipramina aumentan la disponibilidad del neurotransmisor y mejoran la depresión. La reserpina, por el contrario baja los niveles y produce depresión. Shildkraut y cols (1960s) en base a estas tres evidencias como premisas, propusieron la llamada hipótesis monoaminérgica de las alteraciones afectivas: "Una baja de las mono aminas produce depresión. Un aumento sostenido y en exceso de las mismas un cuadro clínico opuesto a la depresión: la manía"

Esta hipótesis ha sufrido cambios en los últimos veinte años, pero en un sentido operativo sigue siendo válida. Lo mismo se puede decir de la hipótesis dopaminérgica de la esquizofrenia. Drogas que aumentan la disponibilidad de dopamina en la hendidura sináptica por tiempo prolongado y/o exposiciones repetidas a estas drogas. Inducen a cuadros clínicos de psicosis. Esto se caracteriza por desconfianza, alucinaciones auditivas y visuales, ideas de daño hacia su persona (paranoide).

Los seres humanos usan drogas psicotrópicas desde hace miles de años. Para algunos este es un rasgo característico de nuestra especie. Los animales que llegan a consumir plantas psicotrópicas lo hacen por error y pocos de ellos buscan alterar su estado de conciencia. El uso de sustancias psicotrópicas con fines curativos, de recreación, adivinatorios o de investigación científica es exclusivo de nuestra especie. Para bien o para mal, las drogas son las manzanas del mítico árbol de la sabiduría que se describe en la Biblia y en otros libros de diversas religiones.

En occidente, un renacimiento del empleo de las sustancias psicoactivas, ocurrió con el descubrimiento del LSD por Albert Hoffman. Esta sustancia fue inhalada por este investigador cuando preparaba compuestos derivados del cornezuelo de centeno. EL cuenta en su libro "De cómo descubrí el LSD u de lo que pasó después", como esa noche, de regreso a su casa, se quedo tirado en uno de los prados con su bicicleta alucinando. Añade, que como él no creía mucho en que los padres fueran responsables de las enfermedades mentales como decían los psiconanalistas, al día siguiente volvió al laboratorio, y se puso a analizar cada una de las sustancias que había sintetizado y le pidió a uno de sus ayudantes que lo vigilara. Fue el LSD – 25 la dietil amida del ácido lisérgico, con el que volvió a tener un fenómeno alucinatorio intenso,

Pronto, se supo que había similitudes estructurales con la mezcalina, otro agente utilizado por los chamanes en México, el cual ese obtiene del Peyote, y que las tres moléculas semejaban a la serotonina. Esto llevó incluso a considerar que en la esquizofrenia y otras enfermedades con alucinaciones, podría estar habiendo una generación interna de moléculas con efectos alucinógenos, a esta hipótesis nunca comprobado hasta ahora se le llamo "transmetilación aberrante",

A nivel de lo artistas el empleo de estas moléculas tuvo un impacto sorprendente. Una obra representativa de la época fie "The doors of perception (Las puertas de la percepción), de Aldoux Huxley, título que a su vez fue tomado de una cita de un poema de William Blake "Si las puertas de la percepción se purifican todo le resultaría al ser humano como realmente es: Infinito". Huxley asume entonces, después de sus experiencias con estas sustancias, que el cerebro humano filtra la realidad para impedir que pasen todas las impresiones e imágenes, las cuales sería imposible de procesar.

El impacto de este tipo de nuevas posibilidades de realidad, fue el tema central del movimiento Beatnik primero con William Bourrows, Allan Ginsberg, Jacques Kerouac y posteriormente al movimiento Hippi de los años setenta del siglo XX. En México Maria Sabina, y las ceremonias de ingesta de hongos puso de moda a Oaxaca, y un corredor en el tiempo y el espacio conectó este espacio mexicano con los ritos del Eleusis griegos, que según el autor de la monografía del mismo nombre Gordon Wason, llevaba a consumir alucinógenos en bebidas con cornezuelo de centeno, en un marco religioso.

La aportación de este tipo de sus

INTERACCIÓN DE LA FILOSOFÍA Y LA PSICOFARMACOLOGÍA

Las preguntas filosóficas a la psicofarmacología se agrupan en tres áreas:
1. Preguntas conceptuales metafísicas en relación a categorías relevantes dentro de la psicofarmacología.
2. Preguntas epistemológicas relevantes, en relación al como trabajan las drogas en el sistema nervioso, y modifican los procesos cerebrales-mentales.
3. Preguntas morales y éticas.

1-Preguntas conceptuales metafísicas en relación a categorías relevantes dentro de la psicofarmacología.

Las concepciones metafísicas de los psicofármacos se relacionan con los sistemas de clasificación a las alteraciones psiquiátricas, que están a su vez enmarcados dentro de la filosofía de la medicina. El cómo se conceptualice un trastorno nos orientara en la implementación de las estrategias terapéuticas, indicadas en el control, remisión o cura de las enfermedades. Si en medicina interna, por ejemplo, una dificultad respiratoria, con labios amoratados, tos con estertores, vinculada a un alérgeno, es sin duda un cuadro de asma bronquial, para el médico, los familiares y el paciente. En psiquiatría un estado de ánimo triste, con baja de energía y de placer por las pequeñas cosas de la vida. Dificultades para iniciar o mantenerse dormido, baja del apetito, del deseo sexual, sensación constante de culpa y deseo de muerte o ideación suicida. No equivale a un consenso diagnóstico similar y coherente, entre el médico psiquiatra, el paciente y el familiar. Esta falta de acuerdo con el diagnóstico se ha explicado de diferentes formas. La primera, la idea distorsionada de que todos tenemos procesos mentales similares y por lo tanto pensamos igual. Si alguna persona ve, escucha o siente un mismo fenómeno externo distinto al consenso, al promedio o a la mediana estadística, puede ser considera como anormal. El ejemplo de persona ven sonidos o que tienen desarrolladas capacidades sensoriales por arriba del promedio, también son considerados anormales.

El concepto del desviado se ha reducido en la medida que aclaramos la biología de nuestra especie. La diversidad sexual es un ejemplo nítido de esto. En la medida que entendemos que hay circunstancias biológicas que diseñan la circuitería, núcleos cerebrales, y por lo tanto interpretación de la realidad diferente, se nos cae la venda del prejuicio.

Otra área de conceptos metafísicos en relación a categorías relevantes es el que tiene que ver la distinción o zona de demarcación entre la utilidad de una sustancia para un fin terapéutico o de aumento de las capacidades cerebrales. En esto último, hacemos incursión en la llamada "psicofarmacología cosmética"

También están las preguntas relacionadas a el uso de drogas cuya finalidad es el pacer de usarlas y aquellas que se requiere su administración con fines médicos. Por ejemplo la nicotina tiene hoy en día un uso legal, siendo una sustancia sumamente adictiva. De hecho, hoy sabemos que los receptores a nicotina en el sistema nervioso central, y cerca del sistema límbico (circuitos cerebrales que registran lo placentero) forman parte de un sistema de memoria para los eventos que proporcionan placer, junto con la dopamina y los neuropéptidos opoides. Hay en la actualidad líneas de investigación que exploran la capacidad terapéutica de moléculas parecidas a la nicotina, para mejorar los síntomas anhedónicos de algunas enfermedades como la esquizofrenia. Sin que posean por supuesto, los efectos deletéreos de la nicotina.

En nuestro grupo de la Facultad de Medicina de la UNAM, hemos trabajado en el posible papel de la nicotina como antidepresivo y como agente ansiogénico con resultados alentadores.

Otro aspecto, es el de algunos nutrientes que puedan aumentar la disponibilidad de algunos sistemas de neurotransmisión como es el caso del amino ácido triptófano. Este aumenta la síntesis de serotonina y con esto se pueden mejorar algunas enfermedades neuropsiquiátricas como la depresión mayor, y algunas otras formas de ansiedad. Finalmente en este grupo están las personas que por "ensayo y error" o fortuitamente consumen una droga que les produce un cambio de conducta de moderado a severo pero que se ven reforzados por una serie de factores en lo social. Por ejemplo, una persona tímida que al tomar alcohol se siente capaz de invitar a bailar a una chica. Un joven que se fuma un cigarro de nicotina y entiende por fin las ecuaciones de primer grado o puede seguir hasta el final la clase de economía, sin haber viajado al reino imaginario de Babia. Estas pueden ser situaciones de "automedicación", que se deberían de utilizar como elementos agregados a los síntomas de cuadros clínicos bien caracterizados de ansiedad social en el primer ejemplo y de atención deficiente en el segundo ejemplo. En esta categoría, la intolerancia o el efecto reforzador están funcionando como las herramientas que el médico o psicólogo deben de reconocer para, sin satanizar las conductas de consumo de sustancias, encaminar a prescripciones de drogas con metas terapéuticas, llamados medicamentos, cuya administración es dosificada y descontinuada cuando se observe la remisión.

Desde las posiciones antipsiquiátricas, de los sociólogos, antropólogos y aún dentro de los psicólogos hay una corriente que ve totalmente sesgado hablar de factores neurobiológicos. Para ellos la posición dualista es aun defendible. Es ante todo una justificación de una posición con una tradición histórica milenaria. Los mecanismos proximales, como se llama a las teorías bioquímicas de las enfermedades mentales, son epifenómenos. Los factores causales son la distribución desigual de la riqueza y bienestar. Si esto se logra en teoría, debería de haber una baja en el morbilidad de algunas alteraciones psiquiátricas.

Dos argumentos en contra de esta postura, sin negarla por completo, serían, que los ricos también tienen alteraciones psiquiátricas y que el bienestar económico de algunos países no se ha traducido en menos enfermedades mentales. La esquizofrenia se mantiene en 1 % a lo largo de la población general. La depresión mayor si es mas frecuente en los pobres, pero no está ausente en los ricos. En pocas palabras, los ricos también lloran.

Ludwig Wittgenstein afirmó: "La locura no necesita ser vista como una enfermedad. Como no es posible que se pueda ver como un simple cambio de carácter." Con toda la admiración que tengo por la obra filosófica de este pensador, parte del círculo de Viena, me atrevo a decir que no estoy de acuerdo. Primero, porque se está refiriendo a un término mal definido: Locura, en donde en efecto puede haber el grupo de personas con cambio de carácter. Phineas Cage, el capataz de Nueva Inglaterra que sufrió el paso de una varilla metálica por la parte frontal de su cerebro, cambio totalmente su carácter, y de ser ordenada, pulcro, muy cuidadoso en su habla cambió. Casi ciento ochenta grados. Maldiciente, llegaba tarde, ingería bebidas alcohólicas y no era capaz de mantenerse por un tiempo prolongado en un empleo. Murió pobre y abandonado.

Hoy en día a las personas como Cage se les puede rehabilitar, medicar y ser autosuficiente. Uno de los aspectos relevantes de este tipo de enfermedades, es que al igual que el resto se tienden a minimizar. Pero la capacidad de adaptación del cerebro es amplia, tanto, que a veces pareciera que está sano.

Las personas que siguen con la posición dicotómica respecto al problema mente-cuerpo, siguen pensado que son dos sustancias diferentes, que pueden interactuar, pero son diferentes, por lo tanto requieren dos metodologías de estudio diferentes. Otra postura sostiene que la mente está compuesta por una serie de programas de ordenador (software), que corren en un hardware que son las conexiones nerviosas.

2. Preguntas epistemológicas relevantes, en relación al como trabajan las drogas en el sistema nervioso, y modifican los procesos cerebrales-mentales.

La psicofarmacología per se, contesta a la pregunta: ¿Son la mente y el cerebro una misma materia o diferentes?¿Cómo se puede explicar que la interacción de una molécula, con propiedades fisicoquímicas , sobre los elementos moleculares del sistema nervioso , modifique a esa entidad conocida como espíritu o alma, tal como se propone en la en la posición dualista cartesiana?
Otros factores físicos como son lesiones (por accidentes, con indicaciones terapéuticas o como parte de los procesos de una enfermedad (Vg., Enfermedad de Parkinson en donde hay una lección de la sustancia negra, que transmite con dopamina y recibe información inhibitoria del tipo GABA) Las lesiones en algunas regiones del cerebro se siguen haciendo en pacientes con epilepsia refractaria, agresividad con retraso mental y en dolor crónico intratable. La estimulación

eléctrica, de altas o bajas frecuencias, en zonas del cerebro, se emplea en problemas como la enfermedad de Parkinson, epilepsias, trastorno obsesivo compulsivo y depresión mayor resistente. La estimulación magnética trans-craneal y la estimulación del nervio vago desde el cuello. Son ejemplos de estrategias terapéuticas, la mayoría de las veces, en casos resistentes a los fármacos convencionales.

ASPECTOS ÉTICOS

Hay algunas posiciones en la relación médico-paciente que se ven como positivas de manera universal. Por ejemplo el alivio del dolor u otro tipo de sufrimientos. Aun cuando en cada cultura, los estándares de intensidad del dolor puede variar. Sin embargo en la psicofarmacología, hay tres preguntas éticas clásicas:

1. ¿Es el tratamiento de las enfermedades psiquiátricas algo positivo?
2. ¿Son los fármacos la mejor estrategia para esto?
3. ¿Es el aumento de las capacidades cognitivas con fármacos algo positivo?

La administración de tratamiento en psiquiatría no es siempre positivo.

Un empleado homosexual, llamado XXOX de closet es acosado por sus compañeros que lo tratan en forma despectiva. XXOX se deprime y tiene mayores dificultades para contender con las ofensas de los otros. Es referido al psiquiatra, pero en cuanto se enteran los compañeros aumentan las ofensas. Se opta por una psicóloga que da terapia cognitiva.

El manejo de la psicología cognitivo conductual se centra en una tipo de enfoque normativo. Los pacientes con depresión, además de tener manifestaciones de tipo neurovegetativa, como son falta de energía, tristeza, insomnio, ansiedad, bajo deseo sexual, disminución en su apetito y otros, tienen síntomas cognitivos como culpa excesiva, problemas de memoria y de concentración. Las llamadas distorsiones cognitivas son estilos de pensamiento depresivos en donde se critica de manera negativa la propia persona pero en exceso, cualquier actitud. Por ejemplo: "Sólo a mi me pasan estas cosas"; "Soy una inútil": "Nada me sale bien". Se hace entonces un ejercicio para que la persona reconozca estos estilos de pensamiento y los relativice. Esta terapia lleva a que el pensamiento distorcionado hacia el mismo paciente y sue entorno sea mas realista y esto lo lleve a ser feliz, aceptándose. En el fondo se está generando una actitud conformista, y se relativiza la crudeza de la vida y sus fenómenos, que le permiten a la paciente dudar de que la vida sea injusta, difícil, y además que ella tenga que sufrir estas depresiones.

Desde Aristóteles a Heidegger y los filósofos existencialistas, han apuntado hacia que la ansiedad de la depresión lleva a detectar o clarificar relaciones filosóficas. Por ejemplo, la aplicación de constructos sociales de Occidente en países del Oriente, con una ideología muy diferente, fracasa en sus intentos de utilizar los mismos manejos terapéuticos. Taijin kyofusho (miedo de ofender a los demás); o el LEK (Miedo a desestructurar el papel social en su entorno).

Los sistemas sensoperceptivos, motores, han evolucionado para poder interaccionar con el mundo físico y social. Los mapas afectivos que nos permiten el funcionamiento social de manera asertiva nos proporcionan una visión optimista de algunos aspectos de la realidad. Esto ha quedado bien demostrado en la película "La invención de las mentiras".

PSICOFARMACOLOGÍA DEL AMOR: DROGAS QUE LO POTENCÍAN Y TAMBIEN QUE LO ATENÚAN DESDE LA ANTIGUEDA HASTA NUESTROS DIAS.

Este tipo de aproximación etnobotánica ha sido por lo regular objeto de transmisión oral, tradiciones, en manos populares o especializadas de brujos o chamanes. "Enfermedad de amor" o "Lovesick", "Limerance" es el trastorno que se describe en condiciones cuando el amor no es correspondido y la persona sufre un cuadro clínico parecido a la depresión mayor clínica, que tienen además componentes de ansiedad generalizada o de ansiedad por separación del objeto amoroso.

Ahora sabemos que estar apasionadamente enamorado es equivalente a un atracón de cocaína mediante bomba de infusión directa al núcleo accumbens. Ese que sirve para reforzar nuestras conductas y que en las adicciones de cualquier tipo se enciende. Lo grave de esto de estar enamorado intensamente, es que si no se es correspondido, o si uno de los amantes desaparece, rechaza al otro, o lo mas serio, si la cambia por otra persona, el dolor es tan inmensamente poderoso, que lleva no pocas personas a la muerte por su propia mano.

La consulta de todas las psiquiatras estas saturada de los efectos de este dragón de pasión. Sin embargo, no esta en ninguna de las clasificaciones psiquiátricas, ni en el DSM-5, ICD-11, vamos ni en los prontuarios de la Asociación Psiquiátrica. La serotonina, la dopamina, la oxitocina y péptidos opiodes están en este circo de sustancias que cumplen una función, para la cual evolucionaron. Sin embargo, amores perdurables: "hasta que la muerte nos separe", parecen ser anti-natura.

El ser golpeado por la flecha dorada de Eros que penetra en el corazón de uno, . eso simboliza las emociones abrumadoras a la que estamos inevitablemente expuesto cuando nos enamoramos. Eros ('Cupido' o 'Amor' en la antigua Roma) es un dios juguetón que se la pasa distribuyendo dardos de amor, sin seguir ninguna regla. Eros ha sido asociado no solo con sentimientos románticos, pero también con la atracción sexual. En la mitología griega la deidad fue capaz de excitar el amor entre los hombres y mujeres, figuras semi-humanas, animales, planetas e incluso ríos.

La intencionalidad y la causalidad son percibidas y sintetizadas a través del simbolismo de la flecha del amor y esto lleva a experimentar el efecto intoxicante y doloroso de una forma erótica. El enamoramiento ha llevado a la creencia de que el sentimiento mutuo de apasionado se puede desencadenar con pociones de amor, medicamentos a base de hierbas, amuletos y brujerías. El concepto de flechas de amor que une la pasión extrema y la enfermedad podría haber sido derivada de las flechas de la mirada ("mirada ineludible" de la antigua tragedia griega "Prometeo Encadenado". La idea que la pasión del amor o el mal de amor entraría el cuerpo humano. a través de los ojos también fue expresado por Hesíodo (alrededor del 700 aC), Platón (ca. 425-347 aC) y Aristóteles . Esta teoría coincide con la noción de que los ojos se ven generalmente como las ventanas del alma y el hecho de que reflejan nuestras emociones. a través de la inervación del sistema simpático a través de la interacción de la noradrenalina con los receptores alfa-1. Los sentimientos fuertes como el placer y el miedo, así como los placenteros.

Los estímulos visuales son procesados por el sistema simpático-suprarrenal.
y generalmente se reflejan por dilatación pupilar. Específicamente, la excitación sexual está asociada con la dilatación de la pupila, que puede servir como una señal visual para otros temas en la evaluación de su atractivo sexual propio. Se dice que las pupilas

dilatadas. fueron farmacológicamente inducidos para señalar señales seductoras o La excitación sexual en el Renacimiento italiano. De acuerdo a lo que parece ser una leyenda urbana, veneciana, las mujeres utilizaron la savia de Atropa belladonna L. (Solanaceae) para dilatar así sus pupilas para producir el efecto "LOOK OF LOVE" o "MIRADA DE AMOR" debida al anticolinérgico, contenido en el jugo de la belladona que limita la acción midriática de la noradrenalina fisiológicamente liberada durante la excitación sexual. Por el contrario, la belleza está en el ojo. del espectador y según Andreas Capellanus (1150-1220 AD), la ceguera impide ver el amor (Las pupilas dilatadas de las mujeres bellas no podían enfocar bien pero eso no importaba pues la meta era ser bellas).

Aunque comparten patrones comunes de activación cerebral, sexual, la excitación y la experiencia del amor romántico son distintas de uno a otro, porque sus unidades correspondientes evolucionaron en diferentes contextos. El deseo sexual es una consecuencia de la estrategia de apareamiento sexual, mientras que el amor romántico evolucionó a partir de la relación niño-parental ("infante-cuidador").

La oxitocina "hormona de enlace" es de hecho liberada en mujeres y hombres durante el orgasmo, así como en las mujeres al dar a luz y durante la lactancia. Desde una perspectiva evolutiva, romántica, el amor es un sistema de motivación para elevar la eficiencia que dirige la atención y energía de apareamiento con un socio potencial y específico. En cualquier caso, el esquema simple de una flecha lanzada por el dios del amor que intoxica la psique y daña el cuerpo, se encuentra en gran contraste con la complejidad de las emociones humanas. y sus fundamentos neuroquímicas y psicológicos.

El sentimiento de amor romántico (también "amor del enamorado" o «Limerencia»; ver Tennov, 1998) es la sensación más fuerte conocida por la humanidad y se caracteriza por una mezcla insoportable de alegría emocionante, ansiedad, pensamientos obsesivos, ansia de unión emocional y física. El amor romántico es muy probable que sea conocido y reconocido por todas las culturas humanas, aunque el nivel de intensidad experimentado varía mucho entre individuos, probablemente está reflejando la historia de la vida individual, así como factores genéticos y culturales.

La arbitrariedad por la cual Eros distribuye sus dardos de amor, sin embargo, implica que la reciprocidad no está garantizada de ninguna manera. El amor no correspondido, la frustración erótica y las ansias por el objeto amado se manifiesta en lo que comúnmente se refiere como el mal de amor (ver Tennov, 1998). Esto a menudo depresivo y el estado mental melancólico se caracteriza por un pensamiento intrusivo y también tiene un componente adictivo. La amargura ha sido patologizada en siglos anteriores pero actualmente no está incluida en la CIE-11 (Clasificación Internacional de Enfermedades; Organización Mundial de la Salud [OMS], 2018a), el ICPC (International Clasificación de Atención Primaria; Organización Mundial de la Salud [OMS], 2018b) o el DSM-5 (Manual de diagnóstico y estadístico) de trastornos mentales, Asociación Americana de Psiquiatría, 2018) y por lo tanto representa un diagnóstico descartado. El amor como adicción, se debe distinguirse de la adicción a las drogas. A pesar de que existen paralelos de comportamiento, anatómicos y neuroquímicos, tales como la asociación con niveles elevados de dopamina , la adicción al amor es reversible y puede ser una re-experiencia en serie con diferentes objetos de amor a lo largo del curso de la vida. A pesar del malestar que genera, ya no se está percibido como un estado de enfermedad, desesperación asociada, depresión y los celos son conocidos de tal intensidad como para desencadenar una serie de comportamientos dañinos como el acecho, la autolesión, el abuso físico, el homicidio y el suicidio.

Generalmente en literatura y específicamente en folklore y la mitología, muchas recomendaciones y recetas se

centran en cómo encender los sentimientos
románticos y la atracción mutua en el amor.
También en como actuar para acabar con la
pasión y superar el mal de amor
(Tennov,1998). La cura más frecuentemente
reportada para el mal de amor en la
antigüedad clásica hasta el período del
Renacimiento, y propuesta por una gama de
autores como Ovidio (43 aC - 17/18 dC;
fueron: "el tener dos amantes a la vez " ,
Galeno (129–199 dC), Oribasio (326–403),
Pablo de Egina (ca. 626–690), Avicena (ca.
980– 1037), Rhazes (ca. 865–925),
Constantinus Africanus (ca. 1020– 1087),
Hildegard de Bingen (1098–1179), Gerard de
Cremona (1114-1187), y otros, fue la relación
sexual (Ferrand, 1990, pp. 123–128; Kline,
2001, p. 251; Allen, 2002; McNamara, 2016).

De hecho, Galeno clasificó el mal de amor
como una especie de melancolía (depresión)
causada por exceso de bilis negra en el
cuerpo, asociado a líquidos como la sangre y
el semen. Por lo tanto, la evacuación del
exceso de líquidos a través de la sangría y el
sexo fue considerado como una cura
apropiada. "SEMEN RETENTUM VENENUM
EST"
El primer tratado sobre la lucha contra el mal
de amor no correspondido conocido en la
historia es "Remedia Amoris" por los romanos
del poeta Ovidio (43 aC-17/18 dC). Aunque
Ovidio desaconsejó la uso de remedios

herbales y magia: "Si alguien piensa que puede ser ayudado por hierbas dañinas y artes mágicas de las tierras de Tesalia, ese es su asunto "(Kline, 2001, p. 244). A lo largo de la historia, las plantas, productos naturales de todo tipo, amuletos y rituales fueron utilizados en el tratamiento del paciente enamorado y para apagar el impulso de amor.

En la crisis de la edad mediana alegorizando en la Odisea (atribuida a Homero, ca. 700 aC) Ulises escapa de la transformación en un cerdo por el envenenamiento de Circe, tomando un antídoto. Se sugirió que la magia de Circe consistía en la aplicación de un antagonista del receptor de acetilcolina muscarínico, elaborado a partir de (Atropa sp.), mandrágora (Mandragora sp.), Campana de henbane (Scopolia sp.) O más probablemente henbane (Hyoscyamus sp., todas solanáceas; "Moly", el antídoto del dios griego Hermes (Mercurius) de Ulises, fue propuesto. para ser una especie de Leucojum o Galanthus que contiene el inhibidor de la acetilcolina-esterasa galantamina, que sería capaz de contrarrestar los efectos tóxicos de los alcaloides tropanos. hiosciamina y escopolamina contenidas en las drogas . Cuando se le aconsejó a Ulises que tomara precauciones al pasar por la isla de las sirenas, este selló los oídos de sus hombres con cera de abeja que recibió de Circe y se dejó llevar atado al mástil de la nave para escapar de la encantadora melodías de las sirenas. Esto sugiere que los fármacos antagonizan la atracción erótica no estaban disponibles en la antigüedad clásica y que Circe no estaba consciente de cualquier remedio que proteja de los peligros del amor. Ya Ovidio señaló: "¿De qué te sirve, Medea las hierbas de Colchis, ¿Cuándo quisiste quedarte en la casa de tu padre? Circe, que ganancia para ti eran las plantas mágicas de Perse ¿cuando su brisa se llevó lejos los barcos de Ulises?... ¿Podrías cambiar a los hombres en mil formas, pero tú no podía cambiar los comandos de su corazón? "

Mientras que sellar los oídos (o los ojos) no es una solución en la vida real en este contexto, nos preguntamos qué puede hacer una mujer o un hombre para apagar la pasión cuando no existe posibilidad de unión . A pesar de que la mitología griega es inequívoca, nos centramos en las preguntas. de si existen productos naturales que sean capaces de atenuar la circuitos neuronales implicados en la experiencia del amor romántico y si la literatura acumulada en los últimos 2000 años contiene información al respecto. Desde circuitos neurobiológicos y conexiones farmacológicas entre el impulso del amor y el deseo sexual, investigamos si la literatura acerca de afrodisíacos a base de hierbas o anafodisíacos contienen pistas para una droga anti-amor. Contextualizamos nuestra revisión con datos neuroquímicos, etnomédicos y etnográficos que abordan los síntomas del mal de amor y los métodos de diagnóstico, así como la percepción. del amor y el mal de amor asociados con el género a lo largo de los siglos.

EL DIAGNÓSTICO DE LA ENFERMEDAD DE AMOR

El origen de la psicofisiología y las raíces del abordaje psicosomático se remonta a Erasistratos (principios del siglo III aC), Galeno (siglo II dC) y Avicena
(Ibn Sina, 980-1037 dC). El médico griego Erasistratos no pudo diagnosticar ninguna enfermedad corporal con el enfermo Antíoco. Solo observando su "tartamudeo, destellos ardientes, visión oscurecida, sudores repentinos, palpitaciones irregulares del corazón, desamparo, estupor y palidez "siempre que su madrastra Stratonice entraba en la habitación, Erasistratos dedujo la causa de la enfermedad de Antíoco. Cuatro siglos más tarde, Galeno adoptó y refinó el enfoque de diagnóstico de Erasistratos. mediante la observación de la frecuencia del pulso mientras se deletrea simultáneamente nombres de diferentes objetos de amor posibles. Contrariamente a Erasistratos, quienes esperaban a la situación oportuna. Galeno experimentó con posibles estímulos y

analizó las respuestas provocadas al darse cuenta de que el nombre del objeto de amor es suficiente para desencadenar la respuesta autonómica

Novecientos años después, Avicena trató la enfermedad de amor en la sección titulada: "Sobre la obsesión (escrupulosidad): Una enfermedad melancólica "(pp. 141-143). Los síntomas de "Obsesión", como él escribe, son los ojos hundidos y secos, la falta de lágrimas al llorar, párpados que se juntan continuamente y rápido, bromeando y riendo mucho como si estuviera viendo cosas agradables o como si estuviera escuchando buenas noticias. Además, la paciente suspira en voz alta, la respiración está separada y rápida y la risa podría ser interrumpido por el llanto. Todos los órganos están húmedos a excepción de los ojos mientras que los párpados son grandes y gruesos de insomnio. El pulso es irregular como el pulso de una persona extremadamente melancólica. Las personas cambian de un momento a otro. Avicena sigue en gran medida la escritura de enfoque diagnóstico de Galeno, que una vez que se conozca el nombre de la amada puede llamarse para y un matrimonio posiblemente arreglado (Hajal, 1994; Avicena, 2014b, vol. 3, p. 141). Según Avicena, revelando "El nombre de la obsesión es uno de los principales tratamientos para el paciente "(vol. 3, p. 141). Este paso inicial de la proceso de curación asociado con una confesión podría estar relacionado con el llamado "efecto patógeno de un secreto muy perturbador" en el paciente para una discusión completa y considerar las prácticas católicas consuetudinarias. Avicena explícitamente menciona a los pacientes masculinos, lo que sugiere que fue socialmente menos aceptado para escribir sobre mujeres enamoradas o para mujeres. para mostrar abiertamente la maldad. También podría ser que las mujeres fueron asesorados y asistidos por mujeres especialistas. McNamara (2016), por ejemplo, cita a Platón informando que las comadronas actuaron como casamenteras, sugiriendo que posiblemente también estaban tratando con el mal de amor.

NEUROQUIMICA DEL AMOR

La atracción humana y el amor romántico se basan en una compleja red neurobiológica que involucra niveles alterados de dopamina, noradrenalina y serotonina (5-HT), tres neurotransmisores que están también asociados con excitación sexual, motivación y pensamientos obsesivos. El núcleo caudado , altamente inervado por las neuronas de dopamina, es parte del sistema de recompensa cerebral y se ha demostrado que está involucrado en la etapa temprana e intermedia del amor romántico.

El amor estudiado por imágenes de resonancia magnética funcional (fMRI; mostró además, que las hormonas de enlace vasopresina y oxitocina, así como las endorfinas y la hormona del estrés cortisol, contribuyen todas a este proceso. La actividad neuronal del cerebro se puede visualizar mediante fMRI, que mide el cambio en la perfusión sanguínea en asociación con la energía requerida por áreas específicas del cerebro. Bartels y Zeki (2000) han escaneado cerebros humanos y han demostró que las imágenes en 2D del ser querido conduce a un patrón único de áreas cerebrales activadas, que comprende el núcleo caudado y el putamen, así como loci en la ínsula media y la corteza cingulada anterior. Los sujetos participantes del estudio tuviera en promedio 2.4 años de relación romántica cuando se enfrentan con las imágenes de sus parejas y estas fueron alternadas con las imágenes de amigos cercanos. En un estudio similar realizado por Aron et al. (2005), los cerebros de sujetos que habían estado enamorados por una duración promedio de 7.4 meses mostraron una mayor actividad en el área ventral tegmental (VTA) (zona provedora de dopamina al estriado), al cuerpo postero-dorsal derecho y al núcleo caudado medial. Estos estudios agregaron evidencia a la importancia central de las áreas ricas en dopamina y mostró que los lugares de mayor actividad cambian con la progresión del amor romántico.

Hay similitudes de síntomas entre trastorno obsesivo-compulsivo (TOC) y amor romántico como obsesivo e intrusivo. Tanto el pensamiento como la implicación del sistema serotoninérgico, en TOC existen. En pacientes con TOC niveles bajos del metabolito 5-HT, el ácido 5-hidroxiindoleacético, en el líquido cefalorraquídeo parece estar asociado con niveles bajos del transportador 5-HT en sangre y plaquetas. Los pacientes con TOC generalmente responden bien a los inhibidores selectivos de la recaptación de serotonina (ISRS) que se sabe que causan disfunción sexual en ambos sexos porque la serotonina generalmente tiene una función inhibitoria en comportamiento sexual. Marazziti et al. (1999) encontraron una disminución significativa en las proteínas transportadoras de serotonina en las plaquetas de la sangre de sujetos en el estado del amor romántico, es similar al de los pacientes diagnosticados con TOC mientras que una baja densidad de los transportadores de serotonina puede no dar información directa sobre la libre circulación central de 5-HT. Hay evidencia de que la serotonina extracelular en el sistema nervioso central se refleja en la serotonina plasmática, con base en este supuesto, se investigó la asociación entre niveles de serotonina plasmática en los estados del amor romántico y el pensamiento obsesivo en 20 hombres y 20 mujeres, 10 de cada grupo estaban enamorados por 9 meses o menos. Los resultados evidenciaron diferencias de género y que el nivel de serotonina de los hombres enamorados fue menor con respecto a los hombres no enamorado, pero más alto en mujeres enamoradas que mujeres no enamoradas. Estos resultados merecen una mayor investigación. ya que contradicen la suposición hasta ahora aceptadas. La serotonina es considerada como un inhibidor del funcionamiento sexual tanto en hombres como en mujeres y, por lo tanto, mayores niveles de serotonina en las mujeres enamoradas no hace sentido evolutivo.

Mientras que la serotonina juega un papel inhibitorio, la dopamina juega un papel excitante en el comportamiento sexual masculino. Durante el periodo refractario post-eyaculatorio. En las ratas macho aumenta el nivel de serotonina en el área hipotalámica lateral mientras se inyecta una inhibidor de la recaptación de serotonina en la misma área aumenta la latencia de comportamiento sexual. El SSRI fluoxetina por ejemplo, Prozac por ejemplo, conduce a la disminución del apetito sexual tanto en ratas macho como en humanos, los período refractario en los seres humanos son más pronunciados en los hombres que en las hembras y traduciendo los hallazgos de Langeslag et al. (2012) desde la motivación (amor romántico) hasta la ejecución (del comportamiento sexual) se podría suponer que la serotonina central baja los niveles en los hombres durante el amor romántico aumentan el deseo sexual y el rendimiento (reduciendo el intervalo post-eyaculatorio), que a partir de una perspectiva evolutiva tendría perfecto sentido.

Se encontró que los niveles de cortisol eran más elevado por igual en mujeres y en hombres. Personas con periodos de enamoramiento recientes (menos de 6 meses) tienen elevados sus niveles de testosterona (hombres y mujeres) Recientemente (6 meses), lo cual explicaría el periodo de pasión temprana, el hombre es el primero en reducir sus niveles de testosterona después de una relación con la misma pareja.

La disminución de la testosterona en los hombres ha sido observada por Marazziti y Canale (2004), sin embargo, apenas se nota el efecto inhibitorio sobre el rendimiento sexual, sobre todo en jóvenes sanos. Los hombres tienen más testosterona circulante de la necesaria para funcionar normalmente en el área sexual. Se interpretó como que los niveles de testosterona convergentes como una evolución. Además de la libido aumentada y el funcionamiento sexual, en paralelo con el deseo. La serotonina y el aumento de los niveles de dopamina parecen servir a este propósito de señalar el interés romántico también a través de la activación de comportamiento de seducción. La noradrenalina y la dopamina son importantes para mantener el comportamiento de motivación y resistencia, además de la energía para el cortejo, vitales en las fases tempranas de la relación.

Continuara amiguitos con pócimas y recetas de malteadas de hormonas con yohimbina y datura estramonium (toloache) …

LA AUTOPERCEPCIÓN COMO UNA PARTE DE LA CONCIENCIA Y SUS REPERCUSIONES EN LA NEUROPSIQUIATRÍA.

Las herramientas modernas, para el estudio del sistema nervioso central (SNC) han permitido que el observador se coloque a una distancia relativa con respecto al objeto que observa: un cerebro. Este es estudiado por otros cerebros, similares en el funcionamiento general, pero diferentes en muchos aspectos, por ejemplo: género, herencia, experiencia, educación y las enfermedades que la persona ha tenido a lo largo de la vida. Lo que se analiza del sistema nervioso, ahora puede ser comparado, gracias a los recursos de almacenamiento y rapidez de cálculos estadísticos, de estas nuevas tecnologías que al promediar inmensas bases de datos, con respecto a parámetros de normalidad, emiten las diferencias de las muestras, como deltas de aumento o decrementos.

Los empiristas se dan cuenta que pueden planear sus nuevos asaltos desde el racionalismo. Los filósofos parece que no estaban en posiciones tan polarizadas. Una serie de crisis les hicieron suponer lo contrario. Primero fue la crisis del razonamiento, cuestionada desde las posiciones, que suelen ser adoptar cuando están cargados de teoría. Darwin, Kant, Hume, Locke y muy al final del siglo XIX, Sigmund Freud cuestionaron la validez de la racional, como una herramienta adecuada, o por lo menos no cargada de teoría (del prejuicio de lo pensado con antelación). Pero igual destino ha seguido el empirismo, que ha sido regulado y contenido dentro de un método científico, que se basa en el rechazo de las hipótesis llamadas nulas, y sólo después de la colección de muestras numerosa, de la población en evaluación, se emite una respuesta cautelosa, ya que aún cuando la muestra sea elevada, siempre será una reducción necesaria, aunque artificial de la realidad (5,7).

La auto-cognición es una nueva herramienta conceptual, que en mucho surge de la unión de filósofos, neurocientíficos y neuropsiquiátras. En una forma muy sucinta, cognición es darme cuenta, de que me estoy percatando de mi entorno y de mi mismo, el elementp central es el proceso de atención. Percatarme de que me observo es el ejercicio de reflexionar. En este artículo se exponen algunas de las implicaciones que tiene este concepto en el campo de la salud mental y por otro lado la descripción de un extremo de auto-cognición que se denomina autoscopía (12,15,30).

AUTO-COGNICIÓN

Un concepto útil y operativo de la conciencia es el darme cuenta de lo que ocurre. Esto puede ocurrir a diferentes niveles de mi entorno en el mundo. Lo que ocurre en mi país, la ciudad, la casa, mis relaciones con los elementos de mi familia extensa y nuclear. Al mismo tiempo en un nivel más íntimo y personal, es decir el percatarme de la serie de procesos mentales que utilizo, y de esta forma ejercer una serie de funciones como es el caso de libre albedrío. Esta actividad conciente es producto de la evolución del cerebro y por lo tanto puede ser enmarcada como una actividad emergente, que al parecer requiere de una serie de funciones que se adquirieron durante la evolución de nuestra especie, una de ellas, central: el lenguaje (3, 4, 16, 21).

El funcionamiento del cerebro se ha ido especializando en una suerte de anticipación o predicción, de las secuencia de eventos a las que se tiene que enfrentar una animal que se mueve y que es predador y al mismo tiempo presa de animales físicamente más poderosos. Hay especies de hidras acuáticas que presentan un grupo de células que se pueden calificar como "cerebro", solo en la fase en que este ser vivo se mueve. Una vez que se fija en una colonía de su misma especie, esas neuronas desaprecen. No las necesita. El cerebro parece evolucionar para manejar información, almacenarla y predecir, esto es, en especial relevante en el momento que el animal se desplaza. Esto explica el porque se desarrollaron una serie de programas PRE-motores, que anticipan esquemas de acción motora, ante una serie de eventualidades, que según ciertos elementos de la experiencia previa, se presentan como "claves" que permiten anticipar el ataque, la huída, la inmobilidad, el mimetismo, etc. La región promotora (Área 6 en la carta de Broadman) en el lóbulo frontal, ha sido objeto de estudios en esa dirección. Se pueden resumir los hallazgos en esa área, diciendo que esta zona se activa antes de cualquier actividad motora que pueda desplegar el sujeto y que incluso, se observa una activación de esta zona, mediante evidencias de tipo electrofisiológico (registro de potenciales de acción) o de actividad metabólica, que ocurren, aún cuando NO se de finalmente el movimiento, pero si la intensión para ejecutarlo, esto es, se pude evaluar la intencionalidad que precede a la ejecución motora (3,4, 25, 31).

Para que el cerebro tenga ese proyecto de ejecución tiene que tener una concepción previa del propio cuerpo, y no ser la planeación del movimiento, el resultado de una información que se está apenas recabando. Por esto la percepción se convierte en un fenómeno activo, regulado por las mismas estructuras que reciben la información y crear con todo esto, una especie de ballet motor que busca aclarar lo que se recibe, disminuyendo el ruido de fondo.

A este proceso de percepción activa Alva Noë, neurofilósofo de la Universidad de California San Diego, le denominó ENACTIVAR (22). En la neurfisiología se le llama el fenómeno de "Arriba – Abajo" (Top-Down), de la cognición, para indicar que ha procesos mentales, que se adelantan, modulan o predicen los eventos sensoriales. Ahora bien, si el cerebro se anticipa a la ejecución motora, también lo hace en cierta medida a la información propioceptiva, la cual no es determinante, para el inicio del evento motor, ya que sólo sirve para modular el programa de ejecución de tal o cual función motora.

La concepción arcaica, de que en la retina del ojo se formaba una figura invertida de lo que está frente a los ojos, como una especie de cámara fotográfica de cajón, es totalmente inexacta. La retina auto genera y activa la información sensorial, en un fenómeno totalmente diferente al de una mera reflexión de una imagen invertida. Esta estructura ectodérmica, ya está elaborando y organizando la información que transduce, con la ayuda de seis capas celulares que contienes a sus receptores, que en este caso son células especializadas que contienen pigmentos de rodopsina en diferentes formas estructurales, que nos dan la posibilidad del color, dentro de un rango del espectro óptico humano, de luminosidad, de movimiento (cono, bastones), de manera conjunta con las célula amácrinas y las horizontales, que ejercen fenómenos del tipo de inhibición centro a periferia, y llevan a dar nitidez y contornos diferenciados a lo que vemos. Además hay fenómenos de fabulación, en ellos se están   removiendo los cruces de

---

² Lo anterior tiene porfundas implicaciones filosóficas. Por ejemplo en el razonamiento inductivo. David Hume, argumentaba que este es el estilo de razonamiento más empleado en la vida cotidiana o en el pensamiento científico. Parte de lo que él llamó el prncipio de la uniformidad universal. Si el sol sale cada maána, no hay motivos para sospechar, que no lo hara al día siguiente. Por ejemplo, en el Síndrome de Down, hay, en la mayoría de los pacientes, un cromosoma de más del par 21. No es necesario, se pensaba, que si un niño tiene datos clínicos del Síndrome de Down, se tenga que estudiar si hay o no un cromosoma extra. En algunas ocasiones, el cromosoma 21 adicional, o una porción de este, se adhiere a otro cromosoma del óvulo o el espermatozoide; esto puede conducir a lo que se denomina síndrome de Down por "translocación" (el 3 a 4 por ciento de los casos). éste es el único tipo de síndrome de Down que puede, a veces, heredarse de alguno de los padres. Algunos padres tienen un reordenamiento que no afecta su salud denominado translocación balanceada, donde el cromosoma 21 se adhiere a otro cromosoma. Ergo, no todos los pacientes con síndrome de Down tienen la trisomía del cromosoma 21.

arterias y venas, además, se está manipulando "el punto ciego" (sitio de entrada y salida del paquete vasculo-nervioso al globo ocular), de tal manera que al hacerlo, complementan prediciendo lo que debe de registrarse en esa parte de la retina, dependiendo de los campos visuales (recuérdese que al aprender a manejar un vehículo automotriz, una de las primeras indicaciones del instructor es el no hacer caso total a la visión lateral, que es el campo nasal ipsilateral y temporal contraleteral, porque se esta utilizando el punto ciego, y no se ve enteramente lo que se supone se está detectando, por lo que se aconseja la detección visual a través de los espejos retrovisores). Además los músculos extrínsecos e intrínsecos del globo ocular, están colaborando para que finalmente se ajuste la información que llegará a la cisura calcarían del lóbulo occipital. Este es uno de los ejemplos más claros de lo que se ha denominado control sensoperceptivo de "Arriba hacia Abajo". Las áreas occipitales de manera centrífuga, modulan y completan la información visual[2].

Lo que ahí sucede no es aún la formación de la imagen, sino un código de frecuencias, que será descifrado en las áreas secundarias o de asociación. Es importante mencionar que ahora es cada vez más claro que la información que llega a la corteza cerebral,

278

poco tiene que ver con el código de frecuencias y el potencial del receptor. Esto es, si hay algo afuera que veo, que escucho, que huelo, pero no es exactamente lo real. Esto vuelve a colocar a la pregunta. "¿Es real la realidad?"en el centro de la epistemología que incursiona en las neurociencias o neuro epistemólogos.

En la llamada "Ceguera Experimental" Alba Noë, nos ilustra con ejemplos, de cataratas congénitas, del hecho de que tener ojos y retina intactos (una vez que se remueve las cataratas) no es igual a ver bien. Los jóvenes operados después de esta experiencia tienen que llevar un proceso de neuro-rehabilitación, ya que aun cuando están viendo, una vez que se remueve el cristalino opaco, no hay áreas secundarias desarrolladas.

EL CONOCIMIENTO EN FILOSOFÍA

El conocimiento es el objeto prioritario de la filosofía moderna que lo ha abordado desde dos posturas características y extremas: el Racionalismo y el Empirismo. En ambos movimientos filosóficos se tratan principalmente dos cuestiones:
- La demarcación metafísica del ámbito de los objetos.
- La justificación lógica y psicológica de la validez de una ciencia natural que se

caracteriza por la utilización de un lenguaje formalizado y de la vía experimental.

Estas dos cuestiones comunes a ambos movimientos son, sin embargo, enfrentadas de forma diferente dentro de estas dos escuelas. Los racionalistas, como René Descartes y Baruch Spinoza, intentaron una reforma del entendimiento, para lo que es esencial, por ejemplo, la eliminación de los errores de los sentidos pues el conocimiento no depende propiamente de ellos, sino que por el contrario requiere alcanzar la Razón, esto es, la idea vinculada al objeto (11).

El empirismo, por el contrario, busca el conocimiento en la observación (y experimentación), este tiene tres autores que lo consolidaron: J. Locke y su "Ensayo sobre el entendimiento humano" (11). G. Berkeley, "Principios del entendimiento humano" (2) y D. Hume en "Investigación sobre el conocimiento humano" (14) . Todas estas obras tienen una idéntica finalidad, que puede ordenarse en tres cuestiones:

1- Mostrar el origen del conocimiento.

2- Mostrar en qué reside la verdad del conocimiento.

3- Mostrar cuáles son los instrumentos del conocimiento.

El conocimiento es importante porqué proporciona la posibilidad de modificar o manipular algunos aspectos del mundo. Es una actividad innata de los seres vivos, que se desarrolla como resultados de las necesidades de adaptación al mundo. Los animales, a diferencia de las plantas, ya que estos se desplazan en el medio que los rodea, desarrollaron actitudes de búsqueda de información y almacenamiento de la misma. A esto Aristóteles le denominó: "Appetitus noscendi" (Deseo de conocimiento –Johann Gottfried Herder, 1772. "Abhandlung ubre den Ursprung der Spranche")(13)

Pero el conocimiento y la capacidad que tenemos de esto, los seres humanos, han sido un tema central en la filosofía, y concretamente de la Gnoseología. Los seres humanos desarrollamos, los rudimentos de razonamientos lógicos de tipos inductivos y deductivos que permiten las generalizaciones.

Para Ernest Cassirer (7), el mundo de las cosas es sustituido por el mundo de las hipótesis y es que no hay un equivalente cerebral, al de las cosas que percibimos. No hay un correlato neuronal, o moléculas o estructuras físicas concretas, digamos que representen a una lámpara, un teclado o una computadora. Por otro lado, el conocimiento es cambiante y modifica el funcionamiento del cerebro, con lo cual se crea un estado dinámico entre sujeto y objeto. Esto puede explicar el relativismo cultural, por ejemplo, la capacidad para detectar diferentes tonalidades de blancos o verdes de los nativos de Alaska o Amazonas respectivamente. Un acto inherente al conocer, es la modificación del funcionamiento de las neuronas, en particular los sistemas elementales de aprendizaje, y el funcionamiento bioquímico de las neuronas, que cambian también, por ejemplo, los fenómenos sinápticos de la facilitación, corresponden a modificaciones de las concentraciones de calcio en el botón Terminal, que lleva a aumento en la liberación y de una sensibilización de receptores a neurotransmisores, como ocurre en algunos fenómenos plásticos de aprendizaje. El conocimiento por lo tanto genera un estado diferente de funcionamiento cerebral.

Sin embargo, la naturaleza del sistema cognoscitivo y la hipótesis previa que tengo sobre el objeto a conocer, pueden crear un sesgo o distorsión en relación a los objetos.

La postura racionalista, parte de la suposición de conocimientos elementales, y que la razón los va consolidando para formar un todo. La verdad, como meta, es difícilmente alcanzada. Porque hay una decantación hacia los sistemas de creencia por fe religiosa, por ejemplo, para los pensadores de los siglos XVI y XVII, Dios era la causa última de todas las cosas que se manejaban en el mundo y con este argumento, no había ya necesidad de buscar nada. (5)

Mientras que en el empirismo, se busca la comprobación mediante datos, experimentos, y la contrastación de las hipótesis.

La teoría del conocimiento, se encarga de resolver una serie de problemas relacionados al saber, uno de esas preguntas, es: ¿Cuál es la correspondencia entre los objetos del mundo externo y lo que produce la actividad del cerebro que llamamos mente, qué se corresponde a ese objeto?

¿Cuándo decimos, que lo que pensamos del objeto es la verdad inherente a este? En esta pregunta hay que citar a Bertrand Rusell, que decía que lo más que podemos decir es que hay una congruencia, entre los objetos y las creencias. Esta postura en la que se reducen los conceptos filosóficos a la probabilidad, es para Mario Bunge (6), sólo una forma de epistemología artificial, ya que la proposición de la que parten, es falsa:

"Pero el principal defecto de todas estas tentativas de reducir conceptos filosóficos claves, al de la probabilidad, es que se parte de un supuesto falso, a saber, el que se pueden asignar probabilidades o proposiciones. De hecho no hay modo (salvo por decreto arbitrario), de asignar probabilidades a proposiciones". (6)

La adquisición de información no lleva necesariamente a un conocimiento, ya que esta nueva información (novedosa), tiene que integrarse a un cuerpo de conocimientos previos. Entonces el cerebro no está funcionando "en línea" con "la realidad". Este órgano va unos milisegundos adelante. El cerebro va interpretando la realidad. La teoría del conocimiento sería, entre otras cosas, un censor, o corrector, hasta donde esto es posible, de las predicciones que no se cumplen o que no concuerdan con la realidad científica. Lo anterior es únicamente válido para cuando estamos en el estado neurofisiológico de despiertos. Durante el sueño, sobre todo el de movimientos oculares rápidos (MOR), se puede corroborar que hay una actividad endógena que no se contrasta con la experiencia, aun cuando la vemos como real, en el momento de estar soñando.

Los fundamentos del conocimiento, ha sido uno de los problemas centrales de la filosofía, y por supuesto de la gnoseología. La solución a este problema dio origen a dos corrientes encontradas de cómo se obtiene el conocimiento: el racionalismo y el empirismo. (5)

La solución empirista, sostiene que la experiencia sensoria (sensorial y de la percepción en todo caso), es la única fuente de conocimiento. Para John Locke el conocimiento está estructurado por ideas que representan siempre, una vivencia experimentada por el Sujeto. Locke retomó las ideas propuestas por René Descartes:

1- Ideas Innatas o inherentes al pensamiento
2- Ideas Ficticias o inventada por el pensamiento.
3- Ideas adventicias. O sea ideas que son recibidas por los sentidos.

A diferencia de Descartes, Locke niega la posibilidad de las ideas Innatas, para él todas las ideas son:

1. La sensación o experiencia de los sentidos externos.
2. La reflexión o experiencia de los sentidos internos.

George Berkeley, va a un extremo de psicologismo, que se consolida en el "Espiritualismo" o idealismo extremo: La materia existe sólo en la medida que pensamos en ella. De esta forma critica las pretensiones de Locke de tipo materialistas, para quien la materia es la "Rex Extensa" (2).

La solución racionalista reduce el conocimiento a lo racional. En este sentido el conocimiento debe de ser lógicamente necesario y poseer extensión universal. Esta posición, si bien iniciada por Descartes, fue continuada por Gottfried Wilhelm Leibniz, Este filósofo desarrolla los conceptos de las ideas

Innatas de Descartes, las cuales serían los "Conocimientos Universales y Necesarios: "Creo que todos los pensamientos y actividades de nuestra alma provienen de su propio fondo y no de las impresiones sensibles." Leibniz distingue entre las "Verdades de hecho", productos de la experiencia y por lo tanto "A posteriori", de las "Verdades de Razón" o "A priori". Este tipo de corriente filosófica no apoya la metáfora del entendimiento humano como "Tabula rasa" (11)

La gnoseología es la teoría del conocimiento, en un sentido amplio, y de sus relaciones entre el sujeto y el objeto a conocer. La epistemología está más encargada del estudio del conocimiento científico, que por supuesto no es el único tipo de conocimiento. En un tiempo a esta disciplina también se le conoció como filosofía de le ciencia. La epistemología es entonces un método crítico para el estudio y validez del conocimiento científico.
Aún cuando tiende a confundirse, gnoseología y epistemología, más antes que ahora, la primera es un sinónimo de la teoría del conocimiento y por lo tanto de la teoría la verdad o verosímil. La gnoseología estudia las capacidades del saber (5).
Uno de los problemas fundamentales de la gnoseología tiene que ver con la realidad del

objeto. ¿Qué estatuto poseen los objetos del conocimiento con respecto a la realidad?, desde el punto de vista cognitivo. Un objeto de la realidad no está en la mente como ocurre en las ventanas de las computadoras en el sistema operativo "Windows", y que simplemente tendríamos que arrastrar de una ventana a la otra, esto es del mundo que nos rodea a la circunvolución post frontal, por ejemplo.

Se puede tomar en serio el planteamiento de la filosofía idealista, y decir que el pensamiento es un agente creador de la realidad que se presenta, pero al mismo tiempo que no le excluya por ser diferente, diciendo que sólo existe en mi cerebro (5). Sin embargo queda claro que hay una diferencia clara entre la realidad y la inferencia de la realidad, que es la que se hacen de manera cotidiana.

Es esta una posición interesante, porque parece corresponderse en parte a los hallazgos científicos en la teoría de la percepción.

La realidad cognoscitiva, es entonces una, que se gesta por inferencia y de hipótesis "A priori", inclusive esa realidad puede marginar a las experiencias sensoriales y se da igual.

En la corriente gnoseológica materialista, no existe el problema de la no correspondencia entre el objeto y el conocimiento que se tiene. Porqué el conocimiento no puede ser diferente de la realidad.

El problema de la relación entre objeto (de conocimiento) y sujeto (cognoscente), se ha abordado también por las neurociencias cognitivas. Una postura reciente sostiene que la percepción, como proceso de interacción entre objeto y sujeto, no es algo que le sucede a los animales, sino que es un evento que es generado por el cerebro de los animales a su conveniencia evolutiva y adaptativa. En un sentido amplio, hay muchas más estructuras que modulan esta información, que se modifica en la medida que los animales se desplazan, enfocan, cambien de posición, a este fenómeno se le conoce como enactivar, como ya se ha comentado previamente, y es un proceso que enriquece o limita lo que se percibe, por su papel de interpretador y censor (22).

Por otra parte la epistemología se encarga del estudio del conocimiento científico con un enfoque mas hacia el lado crítico y en la temática del conocimiento generado por la ciencia y su validación en otras áreas.

Las preguntas centrales de la epistemología son: ¿Qué quiere decir que uno sabe?; ¿Cómo se adquirió ese conocimiento? ¿Qué papel desempeña los aspectos de las sensaciones y percepciones en la adquisición de ese conocimiento?

El ser humano se debe de haber percatado tempranamente, de que no todo lo que percibía, era necesariamente correspondiente a la realidad, por lo que adoptó una actitud suspicaz, en especial con las cosas que no entendía del todo.

EL sentido común funciona con elementos de juicio, que se van adquiriendo en el desarrollo.

La gnoseología es una posición que sostiene que el conocimiento está relacionado con la interacción entre un objeto y el sujeto que está en la posición de conocer (Vg, Objeto cognoscente). Se puede utilizar la metáfora de una imagen cinematográfica, o de un objeto recreado por el cerebro, que no corresponde en mucho al objeto externo. Dos problemas que se observan de inmediato son: (A) La representatividad del objeto, por ejemplo, en que zonas o estructuras del cerebro ocurren ese cambio de representación a moléculas, cargas iónicas, potenciales de acción; (B) La auto cognición, de quien percibe el objeto, esto es la capacidad de percatarse sobre lo que estoy vivenciando y saber que he aprendido, que estoy registrando, filtrando y rechazando. Estos temas ciertamente han preocupado a muchas corrientes filosóficas, además de la griega u occidental. Por ejemplo los ejercicios de meditación y de iluminación de las tradiciones religiosas budistas e hinduistas se mueven en esa dirección, con varios cientos de años de ventaja en relación a las culturas occidentales.

En el primer caso se ha propuesto como explicación un constructo básico de percepción llamado Qualia, una especie de conocimiento de cualidades de las cosas u objetos, que es personal, en el rango de conciencia de primera persona, por ejemplo "lo rojo del color rojo"; "el picor de un guiso", "El nivel del dolor" (17) .

El estudio de la percepción de uno mismo, la auto cognición es un fenómeno complejo. Entre otras razones, porque utilizamos la auto cognición para estudiar el mismo fenómeno, es decir el conocernos a nosotros mismos. Se ha tratado entonces de crear ciertas distancias del objeto de estudio, mediante métodos tomados de las ciencias: (A) A través del estudio de la evolución; (B) por el estudio de la ontogenia; (C) mediante las neuroimágenes funcionales en los resonadores magnéticos funcionales, ante retos especiales; (D) Entender lo que ocurre en las personas que cursan con determinadas enfermedades en donde se altera la auto cognición, como son la esquizofrenia, el autismo, la epilepsia del lóbulo temporal, los estados disociativos, y otras condiciones similares; (5) Los auto reportes, las novelas, los poemas, diarios (todos los documentos incruentos que exploran esta porción íntima y personal de cada sujeto).

Una definición de la auto cognición es difícil de exponer a estas alturas, quizás más adelanta podamos estructurar un concepto. Pero adelantaremos que se requiere de una nivel de conectividad de la corteza cerebral, entre si y con estructuras subcorticales, para poder tener auto conciencia. Por ejemplo en las fases de sueño III y IV, no hay una continuidad cortical, y tampoco hay una conciencia clara de los que hacemos, en caso de que se nos despierte en esta etapa del sueño.

En el niño esta condición de percatarse de si mismo aparece tardíamente, y va sufriendo una maduración ontogénica que termina en la adolescencia, en lo que popularmente se conoce como "entrar en juicio " y que se corresponde a las últimas conexiones con la corteza prefrontal (24).

El primer paso, en esta "larga marcha hacia la madurez", es que pueda distinguir entre él/ella y su madre, para luego integrarse al medio ambiente. En los primeros días se tiene funciones de imitación facial muy limitadas, pero coherentes, sobre todo de caras de adultos cercanos, en especial la madre o nodriza, de la cual percibe incluso olores, temperatura, palabras. A los 9 meses ya puede verse en el espejo e identificarse como él/ella mismo. También puede identificar expresiones de otros y responder a ellas. Al año, equipara el llanto de otros niños y es una señal que activa el llanto en él, es posible que el grupo de las llamadas "neuronas en espejo", estén activas ya para estas edades. Estas son células que llevan a imitar expresiones y además a interconectarse con los otros, como animales sociales que somos. A los 18 meses ya reconoce su imagen en el espejo y puede entretenerse haciendo gestos frente a ella. A partir de los dos años se pueden seguir instrucciones y reglas de juegos colectivos elementales, aunque sanamente no siempre se aceptan las reglas (24).

A los cuatro años se percata que hay persona que opinan diferente y las acepta; después de los 5 años ya hay un buen dominio del lenguaje, que le permite generar un diálogo con si mismo. Es interesante destacar que es esta la edad en la que pueden hacer una narración en primera persona de lo que soñaron. Hasta antes de esto pueden hacer una narración pero es difícil que puedan identificar el sueño de lo que sucedió en días previos. Esto es reforzado por la prueba de la "creencia falsa" En donde se valora la capacidad para establecer una relación causa-efecto. Una persona mayor coloca una pelota en un escondite, enfrente de unos niños. Otra persona llega y mueve la pelota en una segunda posición. Al regresar la primera persona, y preguntar a los niños en donde debe de buscar la pelota, los niños menores de cuatro años dirán que en el primer sitio en donde esa primera persona la escondió. La relación es: persona con determinadas características dejó la pelota en espacio número uno, por lo tanto ahí debe de estar (24).

La auto cognición puede ser estimulada si se pide al niño que mantenga una conversación consigo mismo, por periodos cortos, por ejemplo de 10 a 30 minutos. Esto es sin embargo difícil antes de los cinco años, algunos niños utilizan al amigo o amigos imaginarios. Las lesiones de la zona órbitofrontal, dificulta en mucho esta meta-comunicación.

El lenguaje y el monólogo que se tiene con uno mismo son dos de los elementos que se estudian en el proceso del auto conocimiento. La estimulación y promoción del auto lenguaje, se ha propuesto como una estrategia de tipo terapéutica en algunos pacientes en donde hay dificultades de auto reconocimiento. De hecho, en la esquizofrenia, se supone que existen dificultades en esta área, ya que el enfermo no reconoce bien su pensamiento de su voz, a este fenómeno se le conoce en la clínica como pensamiento sonoro, y en una etapa más avanzada de la enfermedad es la base de las alucinaciones auditivas.

La auto cognición también abarca el cuerpo, aunque esto no ocurre de manera homogénea. Tenemos una noción de donde está nuestro cuerpo en el espacio y del estado de las diferentes partes del cuerpo, en especial de las que no ayudan a movernos. Este sentido especial se llama propiocepción, tiene dos modalidades: conciente e inconsciente. El primero me informa sobre el sitio en el cual coloco los dedos en las teclas, la presión que debo de ejercer en ellas. El segundo, le informa a la médula espinal de estado de semi-contracción o relajación de los músculos de mis dedos.

La función de auto cognición esta vinculada a diversos procesos, lo mismo que puede estar afectada por varias situaciones identificadas hasta ahora: anormalidades genéticas, destrucción o alteración de las vías o mapas cerebrales, desarrollo de conexiones dendríticas, conocidos en inglés como "prouning"; amplificación de las señales sensoriales excesivamente; no amplificar las señales: adaptación de las señales; daño tóxico y supresión activa de la señal (21).

LA NECESIDAD DE INTEGRIDAD CEREBRAL PARA LA AUTO-COGNICIÓN.

La auto cognición es una propiedad emergente del cerebro humano. Los circuitos cerebrales que generan este tipo de conocimiento son múltiples y multidimensionales en sus propiedades físicas y funcionales. Esta certeza está justificada por los miles de reportes sobre accidentes en donde las víctimas sobrevivieron.

Además de esos circuitos, se requiere que estos estén trabando en su estado máximo de eficacia, para la cual se requiere de una regulación o afinación de la sinapsis. Tenemos evidencias de que el sueño tiene un impacto sobre la sinaptogénesis. Este es el proceso en el que se hace nuevas conexiones entre las neuronas. Pequeños botones, llamados espículas, sufren modificaciones durante esta fase del dormir.

Esta hipótesis ha sido desarrollado por Giulio Tononi y Chiara Cirelli (27,28), que proponen que una de las funciones del sueño de ondas lentas, es decir la fase en donde hay menos actividad cerebral, pero sobre todo cortical, es cuando, después de una vigilia prolongada, en la que se han creado nuevas sinapsis, y un incremento de la red nerviosa. El sueño de ondas lentas, es una actividad que se observa en el EEG con ondas de 0.5 a 4.5 Hz. Esta fase del sueño, se regula en función de la calidad de la vigilia previa (hipótesis del tipo de la homeostasis: a mayor cantidad de vigilia mayor calidad de sueño, esto es aumento de ondas lentas). La vigilia está asociada a un estado de potenciación y utilización de la sinapsis, mientras que en el sueño de ondas lentas se busca una recuperación que en términos bioquímicos a nivel de la sinapsis es bajar la densidad de los receptores y recuperar su afinidad por sus ligando.

El sueño es entonces, una función que tiene como una de sus metas el regular el proceso plástico cerebral. Sin embargo, la corteza cerebral no puede estar inactiva por periodos largos, ya que se crea una dificultad en la activación ulterior. Esta seria una de las funciones del sueño de movimientos oculares rápidos o sueño MOR, activar periódicamente a lo largo del sueño (cada 90 a 120 minutos) a la corteza cerebral.

El sueño de ondas lentas o estadio III, en el humano tiene como una característica el poseer poca actividad mental, por lo menos al despertar a personas en esta fase del sueño, no es común que reporten estar ensoñaciones, se muestran confusos y esta es la fase en la que los niños presentan terrores nocturnos y sonambulismo. La persona puede incluso, no recordar al día siguiente que se le despertó en sueño delta. Un grupo de investigadores encontró que la corteza cerebral, parece estar fragmentada en el sueño de ondas lentas. Ellos utilizaron la estimulación transcraneal magnética, aplicada a la zona pre-motora (área 6) y la actividad EEG se registró con la técnica de alta densidad de electro encefalografía. En estado de despierto, los sujetos voluntarios estimulados, en la zona frontal generaban corrientes que llevaban a cambios a diferentes áreas de la corteza, ipsi y contralaterales, sin embargo, en sueño de ondas lentas no se da esa conectividad, el estimulo magnético transcraneal, se detiene en el sitio en donde se administra, por lo que se supone que puede estar ocurriendo una parcelación o pérdida de la continuidad cortical. En el sonambulismo pero sobre todo en los terrores nocturnos el niño de incorpora gritando, con manifestaciones neurovegetativas intensas, de tipo sudoración, palidez, midriasis, y no reconoce a sus familiares, y ante un espejo no se reconoce a si mismo, condición que refuerza la idea de al continuidad cortical como un elemento clave en la auto cognición (20).

La sinapsis, el paradigma de la investigación en neurociencias clínica está dando ya paso a un concepto más holístico, el nombrado CONECTOMA, y que sería una manera organizada en la que diferentes neuronas conforman circuitos con unas funciones específicas. Una neurona y la complejidad de sus sinapsis, no son aún un terreno útil para explicar los aspectos cognitivos en la dimensión de la conducta humana, entonces el sistema de funcionamiento para cuestiones tan complejas como el auto reconocimiento debe de estar utilizando una serie de circuitos, que esperan ser descubiertos en las próximas décadas (26).

Por circuitos neuronales, nos referimos a un conjunto de células nerviosas que están acopladas para una o mas funciones. El concepto de conectoma, implica unidades discretas de funcionamiento neuronal acoplado (26).

Uno de estos circuitos se ha desarrollado en gran parte en el laboratorio de Celada del grupo de Frances Arigas (8) en el Instituto de Investigaciones Biomédicas de Barcelona.

¿ESTAMOS ENCERRADOS EN NUESTRO CEREBRO?

Esta pregunta no tiene la intensión de caer en una dimensión de lo propuesto por el Obispo George Berkeley, en donde no hay nada afuera de lo que pienso (para él no hay ni cerebro). La propuesta se fundamenta en los aspectos ya mencionados:

1- Algunas zonas del cerebro se adelantan en actividad incluso al proceso de la conciencia de que voy a llevar a cabo algo, como ya se ha mencionado previamente en el caso del área pre-motora, y quizás otras áreas (31, 23).

2. Hay una serie de "mapas" senso-perceptivos y motores (homúnculos) que

guardan una proporción directa la grado de información que llega (aferencias sensoriales – mayor tamaño en regiones de la palma de la mano) o de la complejidad de las pautas motoras (mayor tamaño del mapa en regiones del dedo pulgas, lengua, faringe). Estos mapas despliegan una imagen de mi mismo que sería la autopercepción, que forma parte de la auto conciencia (22).

3. Algunas zonas de la corteza cerebral son más relevantes para este fenómeno, por ejemplo la corteza visual y la corteza de asociación llamada parieto – temporo – occipital (22).

4. Algunos fenómenos de auto percepción están dislocados en condiciones normales como puede ser el caso de la autoscopía cuando dormimos, en los llamados sueños lúcidos ("Lucid dreams") – Las personas se percatan de que sueña, y se ven como una persona independiente de ellos. Esta claridad de lo reportado se ha relacionado con la alta densidad de actividad alfa dentro del las épocas de sueños MOR (29).

5. La imagen que tenemos de nuestro parecido externo puede no ser equivalente en algunos aspectos al del resto de las personas que nos rodean. Existe un sesgo de nuestra parte hacia nosotros mismo, casi siempre

positivo (sobre valoran). Algunos casos extremos entre nuestra apariencia externa e interna (cerebral), se observan en la anorexia nerviosa (se auto perciben gordas, aún cuando la báscula les dice que tienen un peso insuficiente; los obesos que no se ven "tan gordos" y formas más extremas como el paciente que vive atormentado por que una región de su cuerpo, en especial su cara tiene una zona deforme (que sólo percibe la persona), el caso de senos mas grandes o mas pequeños es común como queja de asimetría corporal (Este problema reconoce con el nombre de dismorfofóbias, o sea medio a las deformaciones (1).

LA AUTO-COGNICIÓN

La auto-cognición   Es una propiedad emergente de los cerebros humanos sanos. La implementación de esta función adaptativa es espontánea y generalmente transparente en los sujetos. El cerebro tiene una serie de circuitos que se utilizan para el aprendizaje y el conocimiento acerca de si mismo y esos circuitos son multidimensionales y sus cogniciones entre si son muy complejas, sin embargo la integración de varias etapas de conocimiento a lo largo de la evolución, dio como resultado diferentes niveles de funcionamientos cerebral (22).

El estudio formal de los mecanismos de la auto cognición es una investigación sistemática en donde se trata de descubrir cuales son los circuitos que son determinantes para este tipo de función. La información básica acerca de los mecanismos que están involucrados en esta función se han obtenido del análisis de la función cerebral adapta o en procesos patológicos como son los accidentes o enfermedades, también con animales experimentales en donde se desarrollaron modelos que tienen una similitud a lo que se podría llamar una auto cognición (principalmente en primates superiores). Esta línea de investigación debe proporcionar una base sólida para el entendimiento del cómo se origina la auto cognición en el cerebro humano.

¿NOS REPRESENTA EL CEREBRO?

¿Por qué se sigue manteniendo la postura que el cerebro representa el mundo? ¿Podría haber otra forma de trabajo del cerebro que no fuera representaciones, mapas, claves? La misma discusión se puede articular respecto al problema de las ideas, pensamientos, conceptos, símbolos y otras actividades en el área de lo mental. La representación es un tema de moda en el terreno de la cognición, por razones computacionales. Las operaciones cognitivas conjuntas, son el paradigma que más apoyan los modelos computacionales de la representación mental de los objetos (22).

NEUROBIOLOGÍA DEL SUEÑO, COMO UN EJEMPLO DEL FUNCIONAMIENTO MODULAR DEL SISTEMA NERVIOSO.

Los estados de vigilia se pueden dividir en tres fases: despierto, sueño sin movimientos oculares rápidos y sueño con movimientos oculares rápidos (sueño MOR) (18). Este último estadio de sueño fue descubierto apenas en 1952 por Aserinsky y Kleitman (1).

Esta división de los estados de sueño y vigilia está fundamentada en criterios neurofisiológicos, pero como veremos hay también fundamentos neuroanatómicos y de la misma actividad mental. El estar despierto, tampoco es una condición homogénea. Se está despierto atento, o sin atención. Lo mismo se puede decir del sueño son movimientos oculares (Sueño NoMOR), que presenta en el ser humano cuatro estadios, que van desde la somnolencia (estadio I) hasta el sueño profundo o sueño delta (fase III). Finalmente el sueño MOR tiene fases con movimientos rápidos de los ojos, y fases sin que esto ocurra, (18).

El sueño MOR inicia después de un periodo de 90 a 120 minutos de sueño NoMOR (19), lo mismo que se sabe, que para que se tenga una duración adecuada de sueño NoMOR se requiere de una buena calidad del estar despierto, de tal forma que se puede afirmar que una fase de sueño depende de una serie de eventos que ocurren en las fases previas.

En la actualidad se tienen identificados algunos de los eventos neurobioquímicos y anatómicos en cada una de estas fases, las cuales se sincronizan a nivel del núcleo supraquiasmático, y en general en el diencéfalo es donde se orquesta la sincronía de las diferentes etapas del sueño. La etapa inicial de sueño, podría decirse que corresponde a la somnolencia, esta fase corresponde a un estado conductual, en donde la persona está parcialmente conectada a lo que le rodea, pero con un estado de quietud y si es el momento adecuado, es la fase I que se consolida, esta es el inicio del sueño NoMOR. El sistema de neurotransmisión que mas se ha vinculado a estas fases es el de la adenosina. Esta sustancia es un puente metabólico entre la baja del glucógeno cerebral y la inducción de sueño. Los receptores de adenosina, A1 y A2, están ampliamente distribuidos en diencéfalo y tallo cerebral. Una de las regiones en donde tiene relevancia este sistema. Es la llamada área ventral lateral pre óptica (VLPO), ya que en esta zona se ha demostrado está activa cuando se presenta la fase de sueño NoMOR, para lo cual se ha propuesto que al activarse la VLPO, esta zona "apaga", los núcleos que están involucrados con el estar despierto a través de vías que funcionan con el ácido gama amino butírico (GABA). Estos núcleos son el : Núcleo posterior del hipotálamo (histaminérgico); locus coeruleus (noradrenérgico); Núcleos del rafe dorsal (serotonérgicos); hipotálamo latera y fornix (hipocretinas); núcleos latero dorsal tegmental (LDT) y núcleo pedúnculo pontino (PPT).

El hecho de que el sistema que funciona con GABA sea el ejecutor de esto, explica el que las benzodiacepinas sean eficaces como inductores de sueño. Pero al mismo tiempo no promueven el sueño de ondas lentas, porque no es un mecanismo que puedan modificar debido a su perfil farmacocinético (20, 22-25).

La amplitud de las ondas del EEG va aumentando en la medida que la persona va de somnolencia a fases III y IV, también llamadas sueño delta. En esta fase ondas delta del sueño NoMOR, hay un periodo en donde todas funciones biológicas bajan: hay relajación de los músculos, baja en la frecuencia cardiaca; lo mismo que decae la temperatura corporal. En el pasado se pensaba que en esta fase las personas tenían un silencio de la actividad mental. Sin embargo, en la actualidad sabemos que hay un tipo de actividad mental, que se evoca como fotografías fijas y sin ilación, pero pocas veces hay diálogo o continuidad histórica,. En este sentido se parecen al pensamiento obsesivo. En el sueño MOR, ocurre todo lo contrario. En esta fase la corteza cerebral está activa, se tienen fenómenos oníricos típicos, es decir un tipo de episodio psicótico, ya que durante el sueño, como en la vida real, se cree todo lo que se mira, por muy absurdo que parezca. Es similar a un episodio psicótico porque las personas al creerse lo soñado, actúa en consecuencia en sus sueños.

¿Qué sucede en las ensoñaciones? Evolutivamente se ha preservado esta actividad ¿Tiene alguna función dentro del aparato cognoscente.?

Al respecto se proponen tres posturas que pueden ser inclusivas:

a. La actividad onírica como preparación para la función predictiva del cerebro en un tipo de realidad virtual sin eventos externos que creen un fenómeno agregado. En apoyo a esto se tienen evidencias de que personas con una serie de demandas vitales desarrollan un aumento en la intensidad de los movimientos oculares, durante el sueño MOR (esto es un aumento del número de movimientos de los ojos por minuto del sueño MOR. Personas sometidas a situaciones de apremio existencial, que estuvieron en conflictos bélicos, violadas, asaltos, accidentes, etcétera. Tienden a desarrollar una situación clínica conocida como Trastorno por Estrés Postraumático (TEP), que cursa con fenómenos de evocación diurna, pero además ensoñaciones del evento, los cuales van disminuyendo en la medida que el paciente mejora. Se ha propuesto que la evocación en sueño MOR del evento traumático podría ser como una auto-exposición graduada, que dará como resultado una extinción de la respuesta catastrófica.

b. La actividad onírica como un depurador de la relevante. Esto fue propuesto por James Crick (el premio Nobel por el descubrimiento de la cadena helicoidal del DNA, junto con James Watson y Rosalind Franklin). El olvido como una necesidad de espacio, en un cerebro que no es ilimitado. Esta misma propuesta en la literatura ya había sido contemplada por Borges en su cuento "Funes el memorioso". No es en si que el soñar consolida la memoria, pero si evidencia un componente emotivo de lo soñado.

c. La actividad onírica como actividad mental sin dirección o funcionamiento cerebral básico. Sin una función pero con un efecto detectado. A este respecto se ha utilizado el símil de los ruidos cardiacos. ¿Tienen alguna función?

Ninguna para el propio corazón, o el organismo como un todo. No se piense que la función de los ruidos cardiacos, el abrir y cerrar de válvulas sirva para que el cardiólogo dictamine sobre el estado de salud o enfermedad de este órgano. Pues así se piensa que en el sueño hay actividad mental que es un tipo de ruido neuronal. Las actividad eléctrica de las onda PGOs, que van del tallo cerebral a las áreas visuales, emotivas y viscerales, es aleatoria, y por lo tanto la serie de imágenes que se forman al colisionar PGOs y neuronas corticales. Se forma un una imagen como si se tratara de una diapositiva. Esos es todo en esencia. Ahora bien si a cualquier persona se le sienta ante una pantalla y se le administran imágenes por 30 minutos de manera continua, se le pide que narre lo visto en la pantalla. Lo hace de manera efectiva, con contribución a lo que cuenta con aspectos biográficos. Sin embargo, cuando estamos en sueño delta, la corteza cerebral se fragmenta de manera funcional, de tal forma que hay una continuidad y coherencia

Anormalidades genéticas

La definición operativa de lo que es real, depende a fin de cuentas de un proceso central. Si los mapas cerebrales no existen o están con problemas de construcción, o conexión, el resultado será que la persona no podrá detectar lo mismo. En la dislexia, por ejemplo, hay un alineamiento aberrante de las neuronas que están en ciertas áreas de la corteza de la región del lóbulo temporal izquierdo. Esto es, un problema de circuitos con traducción conductual.

El autismo es una alteración que presenta alteraciones en los mapas cerebrales, sobre todo aquellos que tienen que ver con el contexto de las emociones, lenguaje, el razonamiento de símbolos, y la construcción de modelos de la realidad. El resultado final será una serie de incapacidades en la integración de las emociones, la integración social, la comunicación social y la selección de objetos de interés o para el desarrollo de ciertas actividades.

Las personas con autismo no son capaces de procesar sus propias emociones y esto les impide identificar las de otras personas. La realidad está expresada en nuestro cerebro en una serie de mapas. Sin mapas nada existe, esto es sin las zona en las que estos se gestaron y es que los mapas cerebrales no son una mera metáfora, tienen circuitos neuronales intercalados entre si, con trabajos en serie y en paralelo. Por otro lado si se tiene mapas, aún las cosas que no existen cobran relevancia, incluso molesta , por ejemplo el fenómeno del miembro fantasma doloroso, cuyo dolor persiste aún sin que exista la extremidad.

Las lesiones cerebrales, los accidentes vasculares cerebrales (embolias o trombos), devastan porque destruyen los mapas y sus conexiones. El síndrome de Capgras, se caracteriza por la de que personas significativas en nuestra vida, son impostores (aunque ellos son dobles exactos de la persona a la que supuestamente usurpan). Este síndrome tiene una falla en la auto cognición. Esto es frecuente que se presente en la esquizofrenia como parte de las ideas delirantes. También se ha observado en accidentes vasculares y traumatismos severos de cráneo. Hay una deficiencia en la memoria de reconocimiento, la cual es atribuida al objeto externo (familiar) y no a un problema de auto-percepción.

El exceso o deficiencias de las conexiones (pruning), puede crear poca especificidad en el manejo de la información. La falla en la corteza dorso lateral prefrontal se involucra en las alteraciones ejecutivas que se observan en la esquizofrenia. En esta corteza se mantienen una serie de mecanismos como son la de persistir en metas, dirección de conductas o lenguaje.

Algunos modelos animales de lesión de la corteza dorso lateral se han obtenido por daños de la corteza del hipocampo en ratas recién nacidas. El hipocampo es una estructura del lóbulo temporal que se ha vinculado a aspectos de la memoria, y que coloquialmente se ha comparado al disco duro.

La amplificación de la señal sensorial puede llevar a cambios de tipo mal-adaptivos, por ejemplo estados de ansiedad, detectar deformaciones inexistentes del cuerpo (trastorno dismorfico corporal). En este ultimo, la persona se puede quejar de que, por ejemplo, su cara está deforme, que su nariz está con una deformación o desviación que por más que trata de describirla no es posible que se le detecte, o sin que esto pueda ser validado por el resto de las personas. Este es el caso también, de adolescentes con anorexia nervosa, en donde se perciben como obesas. En el contexto de lo expuesto hasta aquí, bien se podría hablar de que en efecto hay una total incoherencia entre lo que una serie de personas ven .

En el caso de la fobia social, hay un auto-observación de la imagen corporal distorsionada, pero hipervigilante. Las personas con este trastorno por ansiedad (el más frecuente de todas las alteraciones por ansiedad), reaccionan ante eventos que involucran a personas significativas, con un autopercepción de la imagen corporal exagerada, distorsionada y con una reacción de estrés del tipo "ataque-huida", que los paraliza. Hay enrojecimiento, sudoración, problemas para articular lenguaje, activación neurovegetativa intensa, entre otras alteraciones. Esto les lleva a anticipar y evitar el repetir este tipo de interacciones sociales, lo que les lleva a una zona de confort, pero de vacío existencial, y paradójicamente, al evitar a los demás cancelan posibles estrategias de tipo social. En el Departamento de Psiquiatría y Salud Mental, en una encuesta con alumnos de primer año, reprobados, el 50 % presentaba algún grado de esta alteración. Estas personas no se sienten bien al mirarse al espejo, ver sus fotografías o videos. No aceptan la imagen que ven como propia.

En el Síndrome de Estrés Postraumático, el problema puede no estar centrado en la imagen corporal, sino en una secuencia de eventos que les llevaron a sufrir el trauma (Vg., violación, violencia física, psicológica). Hay un problema de disociación, al evocar el evento que les da un senso percepción de irrealidad y amplificación y distorsión del evento, en la mayoría de los casos exagerando el impacto de sus respuestas corporales, Por ejemplo, el enrojecimiento o la sudoración, pasan a ser el motivo de sus preocupaciones. Hay una pobre imagen corporal, que les impide verse, escucharse, etc. En Japón, una variación de la fobia social, impide a al gente salir de sus casas, por temor a ofender a la gente con su fealdad (Taijin kyofusho). Las personas que tienen Taijin Kyofusho están muy avergonzados de sí mismos, y temen ofender a los demás cuando se trata de las funciones de sus órganos o de sus apariencias. Esto incluye las funciones del cuerpo. Incluyen la cara, el olor, y movimientos. Ellos no quieren avergonzar a los demás que están a su alrededor con su presencia. Este síndrome ligado a la cultura se basa en el miedo y la ansiedad. Taijin Kyofusho es una enfermedad que es ajena al mundo occidental. El mundo occidental es una cultura individualista y los mundos no occidentales tienden a ser más colectivista. Los que son más colectivistas y se centran en el grupo en lugar de individual, tienden a tener trastornos de ansiedad social se manifiestan de manera diferente según las personas se angustian en cómo pueden afectar a los demás. Los síntomas de esta enfermedad incluyen evitar salidas y actividades sociales, latidos cardíacos rápidos y dificultad para respirar, ataques de pánico, temblores, sensación de miedo y pánico cuando están alrededor de personas. Este síndrome se presenta en el 10 al 20 por ciento de personas en Japón, con más frecuencia en hombres que en mujeres.

La baja en la amplificación de las señales sensoriales puede dar lugar a que ciertos procesos no se puedan sostener en el tiempo, por ejemplo la atención. En el trastorno por atención deficiente hay un decaimiento de la señal, por lo que se tiende a buscar otra de tipo de señales novedosa que pueda sostenerse a lo largo del tiempo, por esto, las personas con TDA, son proclives a las emociones extremas, actividades temerarias, y a las sustancias adictivas de preferencia nicotina porque libera, entre otras cosas dopamina.

EL FENÓMENO DE LA AUTOSCOPIA

La experiencia de verse, ya sea en el estado de dormido o en el estado de despierto es una experiencia inquietante, pero al mismo tiempo aleccionadora. La propuesta que se hace es que nuestra percepción de cómo somos en cuanto a lo físico es totalmente un funcionamiento cerebral, es decir somos, nos vemos y percibimos con un estado de sesgo o prejuicio. La auto imagen que tenemos de nosotros y de los demás no corresponde a los esta en el exterior (29-30). Nelson y cols, describieron que la experiencia de cercanía a la muerte, como acompañada por autoscopía, similar a l a que se observa en el sueño MOR. Su revisión titulada: ¿Es la experiencia de cercanía a la muerte explicado por los sistemas de alertamiento.

La autoscopía es una percepción en teoría son objeto nosotros mismos, casi una alucinación, lo que ocurre es que nos alucinamos de maneras muy diversas.

La experiencia de verse fuera del cuerpo (ya saber que somos nosotros mismos y al mismo tiempo percibirse como un espectador. Es a lo que se le conoce como autoscopía. En el sueño Hay por lo menos dos tipos de estos fenómenos: (a) Durante el sueño MOR y (b) fuera de este tipo de sueño. En el caso del sueño MOR la autoscopía es integrada dentro del campo de lo que se esta soñando.

La experiencia de verse es una experiencia muy frecuente en la mitología, tradiciones populares y en experiencias espirituales. Una de las funciones en las cuales se reporta con más frecuencia la autocopia es el dormir. La experiencia en este sentido es anecdótica, y no existe un método confiable que permita su estudio.

La autoscopía ha sido estudiada más como un fenómeno parapsicológico, que como la suma de los mapas que el cerebro tiene de nosotros mismos. Por ejemplo, "la experiencia de cercanía de muerte" y fenómenos de experiencias de "estar fuera del cuerpo". Se le ha connotado como un fenómeno extraño, y también vinculado a una serie de alteraciones neuropsiquiátricas, como la epilepsia, narcolepsia y en formas de psicosis. En la narcolepsia, gran parte de los fenómenos alucinatorio tan vívidos, llamados alucinaciones hipnapómpicas e hipnagógicas, son situaciones en donde la persona se visualiza intentando avisar a la persona que duerme a un lado, de lo que le sucede (1, 9).

Sin embargo, todas los noches tenemos fenómenos de autoscopía durante las ensoñaciones, esto es ya sea que nos veamos como nosotros mismos, o como otras personas que asumimos somos, o inclusive animales. En este contexto no nos percatamos ni tampoco hay alarma, pero es una experiencia cotidiana. Si una función de la actividad onírica es recrear realidades virtuales, ciertamente somos los protagonistas.

La experiencia que es más angustiante es la de la autoscopía en la parálisis de sueño. Situación que se presenta como parte de la narcolepsia, y de manera aislada. Nuevamente la experiencia es mucho muy frecuente, en personas que se acuestan después de las dos o tres de la madrugada, en donde las latencias a sueño primero y luego a sueño MOR, hacen que se tenga la vivencia de la parálisis que corresponde a la atonta muscular que se tiene en sueño MOR, mas el componente alucinatorio. El tener sueño delta, como ya se ha comentado permite bajar la intensidad de la vivencia de lo que se sueña, si por el contrario se tiene sueño MOR de una latencia muy corta, por ejemplo 10 minutos después de haberse quedado dormido, la vivencia es muy intensa, al grado que se puede estar totalmente convencido que lo soñado es cierto. La autoscopía en esos casos es parcial, uno ve su brazo, que se estira en búsqueda de la pareja, además pensamos que le vamos a pedir que nos sacuda, que nos despierte (19).

CONCLUSIONES

En todo lo expuesto, hay un factor común, se requiere de una conexión continua de la corteza cerebral para tener un estado de continuidad y auto-conciencia, en los fenómenos comentados: terrores nocturnos, parálisis de sueño, sensación de muerte inminente, hay un ruptura de esa continuidad. Al parecer el lóbulo frontal en la porción posterior y la anterior del parietal derecho, son claves para esto, es posible que la desconexión se de en el sueño no MOR.

Esta es un área sobre la que ahondará en el futuro, en la medida que los recursos tecnológicos y los paradigmas experimentales lo permitan.

REFERENCIAS BIBLIOGRÁFICAS

1. Alvaro LC: Hallucinations and pathological visual perceptions in Maupassant's fantastical short stories-- a neurological approach. J Hist Neurosci., 14:100-115, 2005

2. Berkeley G. Principios del conocimiento humano. Editorial Losada. Buenos Aires, 1939.

3. Boussaoud D: [The planning of action: can one separate attention from intention?]. Med Sci (Paris), 19:583-591, 2003

4. Boussaoud D: Attention versus intention in the primate premotor cortex. Neuroimage., 14:S40-S45, 2001

5. Bueno G. La función actual de la ciencia. Universidad de Las Palmas de Gran Canaria, Conferencia, Las Palmas 1995.

6. Bunge M. Epistemología-4ª Edición. México. Siglo XXI Editores, 2004.

7. Cassirer E. El problema del conocimiento. Fondo de Cultura Económica, México Tomo I, pág: 7-62. 1979.

8. Celada P. Puig MV, Casanovas JM, Guillazo G, Artigas F. Control of dorsal raphe serotonergic neurons by the medial prefrontal cortex: Involvement of serotonin-1A, GABA(A), and glutamate receptors. J. Neurosci, 21: 9917-9929, 2001.

9. David AS: "To see ourselves as others see us". Aubrey Lewis's insight. Br J Psychiatry, 175: 210-216, 1999.

10. Dening TR, Berrios GE: Autoscopic phenomena. Br J Psychiatry, 165:808-817, 1994.

11. Giovanni Reale, Dario Antiseri. Historia del Pensamiento Filosófico y Científico. Editorial Herder, Madrid España. Tomo III, 1988.

12. Grotstein JS: Autoscopy: the experience of oneself as a double. Hillside J Clin Psychiatry, 5:259-304, 1983.

13. Herder, J. G.. "Abhandlung ubre den Ursprung der Spranche"1772.

14. Hume D. Investigación sobre el conocimiento humano. Alianza Editorial. Edición de Bolsillo, Madrid, 1980.

15. Johnson SC, Baxter LC, Wilder LS, Pipe JG, Heiserman JE, Prigatano GP: Neural correlates of self-reflection. Brain, 125:1808-1814, 2002.
16. Jones I, Blackshaw JK: An evolutionary approach to psychiatry. Aust N Z J Psychiatry, 34:8-13, 2000.
17. Kant E. Crítica de la razón pura. Losada Buenos Aires, 2003.

18. Locke J. Ensayo sobre el entendimiento humano. Fondo de Cultura Económica, México, 1982.

19. Manschreck TC, Kleinman AM: Psychiatry's identity crisis: a critical rational remedy. Gen Hosp Psychiatry, 1:166-173, 1979.
20. Massimini M, Farrarelli F, Huber R, Esser SK, Singh H, Tononi G: Breakdown of cortical effective connectivity during sleep. Science 309:2228-2232, 2006.
21. Miller L: Brain and self: toward a neuropsychodynamic model of ego

autonomy and personality. J Am Acad Psychoanal., 19:213-234, 1991.

22. Noë A. "Action in Perception." The MIT Press, Cambrudge, USA. 2004.

23. Ogilvie RD, Hunt HT, Tyson PD, Lucescu ML, Jeakins DB: Lucid dreaming and alpha activity: a preliminary report. Percept Mot Skills, 55:795-808, 1982.

24. Piaget J. The Early Growth of Logic in the Child, Routlefge. United Kingdom. 1999.

25. Shibasaki H, Hallett M: What is the Bereitschaftspotential? Clin Neurophysiol 2006 (in press)

26. Sporns O, Tononi G, Kotter R: The human connectome: a structural description of the human brain. PLoS Comput Biol., 1:e42 – e47, 2005

27. Tononi G, Cirelli C: Sleep function and synaptic homeostasis. Sleep Med Rev., 10:49-62, 2006.

28. Tononi G, Cirelli C: Some considerations on sleep and neural plasticity. Arch Ital Biol., 139:221-241, 2001

29. Veggi AB, Lopes CS, Faerstein E, Sichieri R: [Body mass index, body weight perception and common mental disorders among university employees

in Rio de Janeiro]. Rev Bras Psiquiatr., 26:242-247, 2004.

30. Viamontes GIBBD, Villemure JG, Viamontes J: Self-Awareness Deficits in Psychiatric Patients. Neurobiology, Assessment, and Treatment. W.W..Norton, 2004.

31. Wise SP, Weinrich M, Mauritz KH: Motor aspects of cue-related neuronal activity in premotor cortex of the rhesus monkey. Brain Res; 260:301-305, 1983

32. Aserinsky E, Kleitman N: Regularly occuring periods of eye motility and concomitant phenomena during sleep. Science 1953; 118273-274

33. Jones BE: Basic mechanisms of sleep-wake states., in Principles and Practice of Sleep Medicine. Edited by Kryger MH, Roth T, Dement WC. Phikadelphia, Elsevier Saunders, 2006, pp 136-153.

34. Landau ME, Maldonado JY, Jabbari B: The effects of isolated brainstem lesions on human REM sleep. Sleep Med 2005; 6(1):37-40

35. Landau ME, Maldonado JY, Jabbari B: The effects of isolated brainstem lesions on human REM sleep. Sleep Med 2005; 6(1):37-40

36. Lee L, Harrison LM, Mechelli A: A report of the functional connectivity workshop, Dusseldorf 2002. Neuroimage 2003; 19457-465

37. Mahowald MW, Schenck CH: Non-rapid eye movement sleep parasomnias. Neurol Clin 2005; 231077-1106

38. Mahowald NW, Schenck CH: Insights from studying human sleep disorders. Nature 2005; 4371279-1285

LA DIVERSIDAD SEXO-GENÉRICA: UN PUNTO DE VISTA EVOLUTIVO.

Los seres humanos, somos en muchos sentidos, como un continente por descubrir. Una de esas áreas de escaso conocimiento es nuestra diversidad sexual, sobre todo en los conceptos de orientación y género.

Hay gente con una incoherencia entre su sexo biológico (fenotipo) y la percepción de su género, que puede ser exactamente el opuesto al que se les otorgó al nacer. Las diferencias entre estas dos condiciones, sexo y género, nos proporcionan más subdivisiones, tales como: transexuales, travestis y transgéneros, homosexuales, bisexuales, heterosexuales y asexuales (1).

Las personas transexuales (PTS) presentan una condición en etapas tempranas de su vida, en donde reconocen tener alguna incoherencia acerca de cómo se ven ellos mismos. Esto es, que son incoherente con su apariencia externa, en cómo la gente reacciona ante ellos, y como se perciben ellos mismos. Lo cual es en direcciones opuesta (de ahí el prefijo Trans para este tipo de

324

personas). Por lo general, las PTS piden ser nombrado y abordados, por los demás, por sus apellidos o por un nombre que se corresponde con lo opuesto a su género asignación al nacer (2).

De entrada esta incoherencia sexo-genérica, vista de manera natural, nos brinda un estado de discordancia entre como aparece externamente una persona (fenotipo, con ambas facetas, biológica y social), y la percepción del "uno-mismo" o autopercepción. Esta es una función que vamos generando desde la etapa intrauterina. La información propioceptiva, de la relación de extremidades, tronco y cabeza, va creando una zona de integración, en una de las áreas de asociación ubicada, en la unión de los lóbulos parietal, temporal y occipitales, del lado derecho (3, 4). Esta autopercepción, se estructura biológicamente, tiene un constructo continuo con la crianza, y se va consolidando y complementando hasta la pubertad. Factores como los estereotipos de la crianza, la asignaciones de nombres, papeles en juegos infantiles, colores en las vestimentas, tipo de educación escolar, e interacción con los adultos y compañeros de infancia, van a determinar que nos identifiquemos, dentro de un género en particular(5). Los mecanismos del tipo imitación y empatía, en donde participan las neuronas en espejo, que remedan y graban la información de conductas, ademanes, estilos de marcha y locución, nos muestran como, con más frecuencia, el niño varón imita al padre y la niña imita a la madre (6).

Los primeros indicios de una incoherencia sexo-genérica, se ven cuando ocurre lo contrario, es decir que el niño adopta modales de la madre y la niña los del padre. Esto, por lo general, es pocas veces aceptado por los padres, negado, o en el peor de los casos reprimido   (2).

Hay diferentes niveles para definir el sexo, el género y la orientación sexual, lo que puede explicar el marco de la diversidad sexual y de género en el humano.

De la genética y sus expresiones como fenotipo, se desprender que puedan ser dos pares de cromosomas bien definidos como los responsables del fenotipo del género (XX o XY, para hembras y machos respectivamente). El sexo gonadal y fenotípico como hombre o mujer, los cuales por lo general, se correlacionan a esta primera división dicotómica. Las personas intersexuales son la excepción a lo dicho previamente (ya que pueden tener un exceso de cromosomas "X" (XXX, XXY, o un déficit, XO,)(7). Sobre el sexo psicológico, los hombres y las mujeres son diferentes en virtud de su propia identidad de género, lo que significa que se reconocen como pertenecientes a un género específico (8, 9).   Las personas somos diferentes, por una serie de factores biológicos, educativos y culturales, que dan como resultado un papel de la identidad, con un conjunto de comportamientos, tendencias, actitudes cognitivas y emocionales, lo anterior se define comúnmente como "masculino" o como "femenino". Sin embargo el género es más que eso. Es la percepción que una persona tiene de ser, una mujer o un hombre. Por lo general, el fenotipo, los genitales sexuales y la autopercepción son coherentes (Una persona podría tener cromosomas sexuales XY, tener una presencia o fenotipo masculino, y la percepción de sí mismo ser la de un niño). La transexualidad, sin embargo, es una condición que se caracteriza por el desarrollo de una identidad de género opuesto al sexo fenotípico. La homosexualidad, es un concepto diferente al de la identidad de género, tiene que ver con la orientación sexual, la atracción, en la que una persona está expresando, el deseo sexual hacia las personas con el mismo género. Ellos no quieren travestirse, con el fin de lograr tal objetivo (Corsello, Di Donna et al. 2011).

Cualquiera que sea la orientación sexual, su condición de género o fenotipo biológico, esas son las variaciones humanas de una función fisiológica específica y particular: La actividad sexual, sin la necesidad de reproducción. Esta posición es subversiva de entrada y se contrapone a valores morales y religiosos que se asentaron en la burguesía a partir del siglo XVIII (10). La parte hedónica de la actividad sexual es propia de los primates, y tiene especial relevancia en tres de ellos: bonobos, chimpancés y homo sapiens. La variación del genoma en estas tres especies esta entre el 2 al 3 %(11).

La función reproductiva no es la meta principal en la actividad sexual humana, sino el mantener el deseo sexual activo y funcional. Esto se ha logrado, aún cuando exista una ausencia de hembras, o que las que existían en la comunidades, no fueran capaces de reproducirse (11).

La reproducción no está cancelada en personas homosexuales o transexuales, pero no es una meta final en sus vidas. Esta observación ha sido relevante para los propósitos evolutivos. ¿Por qué la diversidad sexual y de género se expresan en todo el mundo en tazas constantes, aún cuando la reproducción entre dicha persona no sea común? ¿Por qué las personas de la diversidad LGBTTTI no disminuyen en prevalencia? Las estrategias evolutivas que persisten a lo largo de una especie en particular, debe ser visto como parte del marco de referencia evolutivo, como parte del mecanismo general de adaptación. Hay una gran cantidad de ejemplos de tales diferencias de sexo y de género en el reino animal (12-15).

Una mosca de la fruta, por ejemplo, puede cortejar a otros machos, porque carece de un gen que le permite establecer la diferencia entre los géneros. Pero eso es muy diferente a los delfines nariz de botella macho, que se dedican a las interacciones entre individuos del mismo género para facilitar la unión de grupo, o el albatros de Laysan femeninos, que puede permanecer consolidados de por vida y desarrollan funciones cooperativas en la crianza de los polluelos (16). Pocos estudios han examinado si las relaciones del mismo sexo participan activamente en los procesos evolutivos de una manera específica. Esta es la propuesta de conductas que persisten a lo largo de la evolución. Tienen una utilidad y se preservan.

Las conductas sexuales con el mismo género - el cortejo, la conducta de monta o la crianza de los hijos - son rasgos que pueden haberse formado por selección natural, por un mecanismo básico de evolución, que se produce a través de generaciones sucesivas. Sin embargo, nuestra revisión de los estudios sugieren, que estas conductas sexuales con el mismo género, pueden actuar como fuerzas selectivas en sí mismas. En otras palabras, las relaciones homosexuales pueden contribuir a la evolución de maneras sutiles y alternas y no menos importantes para muchos animales.

Cuando los biólogos piensan acerca de la presión selectiva en la evolución, tienden a centrarse en las preocupaciones ambientales, tales como el clima, la temperatura, o accidentes geográficos en una localidad particular. Las circunstancias sociales también pueden tener un impacto (14), como son las relaciones entre personas del mismo género, que podrían cambiar radicalmente las circunstancias sociales, por ejemplo, mediante la eliminación de algunos individuos del grupo de animales disponibles para el apareamiento. La competencia y selección reproductiva en los primates se hace en la vagina de la hembra, que al ser receptora posible de múltiples machos, se desarrollaron mecanismos de selección natural, en función de la cantidad de espermatozoides y su potencia, la etapa del ciclo sexual de la hembra, y otros factores, que llevan a la optimización de la reproducción y sobrevivencia de los infantes (17, 18).

También se ha estudiado al albatros Laysan, una especie en la que las hembras forman parejas del mismo género y crían juntas a los polluelos de una de ellas o de ambas. El comportamiento del mismo género, en esta especie, puede no ser aberrante, pero en cambio puede surgir como una estrategia reproductiva alternativa. Casi un tercio de las parejas de albatros de Laysan son pares hembra-hembra y tienen más éxito que las hembras no apareadas, cuando se trata de la crianza de los polluelos (19, 20). Los comportamientos sexuales del mismo sexo son desplegados flexiblemente, en una variedad de circunstancias, por ejemplo, como en las tácticas reproductivas alternativas, en las estrategias de mejoramiento de cooperación; como facilitadores de la vinculación social y como mediadores de conflictos intersexual. Una vez establecida esta flexibilidad, se convierte en sí mismas, en una fuerza selectiva que puede llevar a la selección en otros aspectos de la fisiología, historia de vida, del comportamiento social.

LA PARADOJA HOMOSEXUAL Y TRANSEXUAL DESDE EL PUNTO DE VISTA EVOLUTIVO.

El sexo es importante, pero muy incómodo. Biológicamente hablando la palabra "sexo" tiene dos significados importantes y distinto. Una para cada uno de los requisitos fundamentales de las especies que se reproducen sexualmente. El sexo es un estado: la separación de una especie en dos géneros distintos, hombres y mujeres (por lo tanto "heterosexualidad"). El sexo es también una acción: el comportamiento combinado de un varón y los individuos femeninos, que se traduce en la combinación del material genético de ambos.

Mientras que algunas especies de plantas y animales se reproducen por ambos tipos de reproducción: asexual y sexual. Muchas especies son estrictamente asexuales. A través de este tipo de reproducción, se logran clonaciones de si mismos. Todos los individuos de una población comparten una estructura genética idéntica. Esta forma de reproducción tiene varias ventajas. Es simple, desde los puntos de vista conductuales, fisiológicas y morfológicamente. Por lo tanto, hay menos posibilidad de error. La reproducción asexual ocurre en los organismos que están bien adaptadas a un entorno en particular y que no tiene que diluir sus genes, ya adaptados a partir de otros padres potencialmente menos adaptados. Las especies con reproducción asexual, no tienen que gastar energía para buscar, atraer, y cortejar a la pareja. Tampoco necesitan evolucionar los comportamientos especializados y características físicas para llevar a cabo estos cortejos, como tener cornamentas fuertes y masivas; cantos complejos en aves, gruñidos intimidantes; construir nidos ad hoc para que la hembra empolle los huevos o desarrollar un estado de bienestar económico que atraiga a las hembras de nuestra especie (6).

Por razones como éstas, la existencia misma de las relaciones sexuales es un "profundo rompecabezas", en donde la mayoría de las criaturas estarían mejor sin esta actividad, que consume gran parte de su energía y vida. Pero ¿Por qué es necesario el sexo? Porque el sexo, hace posible la recombinación perpetua de códigos genéticos que han impulsado la evolución y suprimen mutaciones deletéreas para los nuevo individuos. Mientras que la evolución es la fuerza fundamental de la biología, el sexo es la argamasa que mantiene esa fundación unida. Así de ventajoso es el sexo, que a pesar del alto coste biológico, la mayoría de los animales macroscópicos, incluyendo el 99% de todos los vertebrados, se reproducen sexualmente (12).

Esto se debe a que la reproducción sexual es tan indispensable y tan celosamente seleccionado para la existencia, que la homosexualidad es una paradoja. La homosexualidad parece ser la antítesis de la reproducción sexual, el enemigo de la evolución. Uno debiera de preguntarse: ¿por qué la evolución seleccionó una estrategia en contra de la reproducción? Sin embargo, a pesar de que parece que la homosexualidad es contraria a la evolución, no lo es, en un sentido real, pues existe, y no es un capricho, y cumple varias funciones evolutivas (21). Para empezar, es una conducta que está muy extendida en todas las especies con reproducción sexual en animales. ¿Por qué?

LA DEFINICIÓN DE LA HOMOSEXUALIDAD.

Para responder a la anterior pregunta, del por qué existe y persiste la homosexualidad, primero tenemos que identificarla. "La homosexualidad" tiene dos significados principales, que son distintos pero relacionados. La homosexualidad es la actividad sexual entre dos personas del mismo género. Esto incluye el coito entre personas del mismo género o contacto genital, ya sea ventral-ventral, o dorso-ventral, o de otras maneras, ya sea hombre-varón o mujer-hembra.

La homosexualidad es también la preferencia sexual innata para el propio género, del impulso biológico para tener coitos entre personas del mismo género. Si bien se habla mucho de la distinción entre los deseos homosexuales (o deseo sexual innato) y el comportamiento homosexual, en los seres humanos, esta distinción es de importancia limitada o insignificante en poblaciones no humanas, en las que inferimos "el deseo" (ya sea instintivo o aprendido) primariamente en base al comportamiento. Hay un abismo entre el deseo humano / impulso biológico y comportamiento de los animales, (22). El deseo y conducta sexual en humanos se atribuye a las costumbres humanas sociales y culturales (16). En resumen, la homosexualidad es a la vez, la unidad biológica para el deseo del coito entre personas del mismo género (intensión de la actividad), así como la realización del coito entre estas personas (llevar a cabo dicha actividad). La homosexualidad se ha observado en los machos y las hembras, tanto en las poblaciones humanas y no humanas. Si bien es difícil, si no imposible, separar el impulso innato de la acción en los animales no humanos, la distinción entre estas dos definiciones será importante más adelante mientras discutimos posibles explicaciones evolutivas para la homosexualidad (23, 24).

LA HOMOSEXUALIDAD NEGADA.

Nos referiremos aquí a la fauna de los no humanos, simplemente como "animales", en consonancia con el uso humano de la palabra en este contexto. Incluso hoy en día, muchos de los que se oponen a la homosexualidad humana por motivos religiosos u otros, la llaman antinatural, citando el reino animal como evidencia. Esto no es un argumento nuevo. Algunas líneas del libro noveno de Ovidio en la Metamorfosis (siglo I AC) contienen estas observaciones: "Las vacas no se encienden de amor por otras vacas, ni las yeguas para otras yeguas; El carnero está excitado por la oveja, y la hembra sigue al ciervo. Así también se aparean los pájaros, y entre todos los animales. Ninguna mujer es presa del deseo por una mujer."

Los primeros escritores griegos que defendieron la homosexualidad respondieron a Ovidio con orgullo, remarcando la supuesta diferencia del reino animal, diciendo: "Los animales irracionales sólo copulan, pero nosotros, los racionales somos superiores en este sentido a todos los demás animales. Descubrimos el coito homosexual. Los hombres bajo el dominio de las mujeres no somos mejores que los animales mudos. " A pesar de sus diferencias filosóficas, ambos lados del debate, eran igualmente inconscientes de la homosexualidad entre animales. Este desconocimiento popular ha continuado hasta nuestros días.

En muchas especies de primates, la monta entre individuos del mismo género es mucho más que incidental y no debe de afirmarse que es una aberración (25). En los Bonobos femeninos se han observado que eligen el roce genital-genital con otras hembras durante la cópula con un macho. Durante una temporada en la que se observaron 58 hembras bonobo, 45 de ellas, estaban más comprometidas en la actividad homosexuales y algunas eran exclusivamente homosexuales. Se observó un total de 98 montajes homosexuales en los gorilas de montaña masculinos; estos eran encuentros ventro-ventral y dorso-ventral (26). Otros mamíferos presentan conductas homosexuales. Por ejemplo, hay una proclividad para el montaje en el ganado bovino hembra-hembra, esto ha sino notado por los productores de leche, quienes velan por este tipo de conducta, como indicador de la fase del estro. El montaje macho-macho es un comportamiento típico de las ovejas de montaña (26). La conducta homosexual también se ha observado en las jirafas, ratas , delfines, perros, hembras de ciervos, burros, gatos, carneros, cabras, cerdos, antílopes, elefantes, hienas, conejos, lobos, puerco espines, hámster, ratones y marsopas (26).

Los juegos homosexuales son una de las conductas más detectadas en mamíferos. Se hace la conducta de monta entre si de manera indiscriminada, y esto lleva a la consolidación de los grupos (25). Ciertamente, la actividad homosexual en el adulto, es más pertinente como un entrenamiento o práctica para el éxito reproductivo real, pero el comportamiento de los menores podría ser indicativo de la naturaleza innata del deseo sexual en general. Varios otros ejemplos de este tipo de actividad, se han registrado en aves, reptiles, peces, e insectos. Es impresionante el como, la moralidad de una cultura, puede llegar a crear, una serie de filtros, negando conductas tan diseminadas en los seres vivos.

EVOLUCIÓN HOMOSEXUAL

A partir de la existencia de la homosexualidad en la naturaleza y de su frecuente agrupación taxonómica (es decir, los organismos más estrechamente relacionados que muestran un comportamiento homosexual cada vez más similar), se puede inferir que la homosexualidad ha evolucionado. Pero debido a que nadie ha sido capaz de observar la evolución de la homosexualidad de primera mano, sólo podemos teorizar sobre cómo sucedió. Con base en estudios de comportamiento de la homosexualidad en el ser humano y los animales, se han propuesto una serie de modelos y explicaciones del cómo se ha desarrollado esta práctica aparentemente acoplada a la expresión genética.

Hay dos tipos principales de explicaciones de cómo y por qué la homosexualidad se observa en los animales (26):

1. Comportamientos homosexuales (como la conducta de monta a individuos del mismo género y la mímica de género cruzado) no son funcionales, pero los efectos secundarios no son particularmente dañinos de la conducta adaptativa. La homosexualidad es pues, no intencional (es decir, el animal no tiene la unidad para la cópula entre individuos del mismo género).
2. La homosexualidad es adaptativa, ampliando la capacidad de un organismo para transmitir sus genes. La homosexualidad es, por lo tanto intencional (es decir, el animal tiene una unidad específica para la cópula entre personas del mismo género).

Los biólogos, que por lo general estudian un rango limitado de animales, han gravitado hacia una u otra de estas dos explicaciones y, a veces han extrapolado sus teorías para explicar en términos generales la homosexualidad animal. Sin embargo, al evaluar el amplio espectro de diferentes comportamientos homosexuales en el reino animal, se ve claramente que la homosexualidad se ha desarrollado tanto como un efecto secundario y como una conducta de adaptación ventajosa.

La homosexualidad como un efecto secundario. Se ha descrito el modelo del efecto secundario de la evolución de la homosexualidad (14). En el se propone que la homosexualidad sea el resultado de la intensa necesidad para tener actividad sexual. El funcionamiento de este modelo tienen mucho que ver con los principios de la heterosexualidad. En los mamíferos, las hembras deben llevar a sus crías durante el embarazo, lo que limita su potencial número de descendientes. Los hombres sólo necesitan contribuir con esperma, sin embargo, no pueden tener ninguna inversión adicional o de tiempo para que se logren sus hijos. Los machos pueden producir espermatozoides, con eficacia casi sin fin y ser padres de muchos descendientes. El éxito reproductivo de un mamífero macho, se ve reforzado cuando insemina a muchas hembras, lo que garantiza un mayor número de crías. Pero una mujer no puede producir un mayor número de crías mediante el aumento de la frecuencia de cópulas, por lo que no es beneficiosa para una mujer, aumentar su número de parejas sexuales. Una hembra aumenta su aptitud a través de la selección del mejor padre posible para su descendencia, esto incrementa la aptitud y posibilidad de supervivencia en sus crías. Gran parte de la diferencia entre el comportamiento sexual masculino y femenino en los mamíferos, se puede explicar simplemente por el hecho de que las hembras están fuera de la lotería genética durante el embarazo.

A través de la evolución los hombres han adquirido un comportamiento, que les obliga a competir con otros machos por hembras, esto les lleva a tener cópulas más frecuentes y por lo tanto un mayor éxito reproductivo. El modelo de efectos secundarios de la homosexualidad, propone que, "la hipersexualidad" masculina les lleva a montar a una serie de hembras y machos. Este exceso de deseo sexual masculino, se ha propuesto como una estrategia para fecundar más hembras, y mantener el deseo sexual (leer el libro "El Gen Egoísta" de Richard Dawkings para ampliar este concepto). Si por razones de muerte en trabajo de parto u otras causas, no hay mujeres suficientes, una actividad practicada por los primates en general (chimpancés y homo sapiens), es el rapto de hembras en ataque sorpresivos a otros clanes. En caso de que esto no sea probable, se exacerba la actividad homosexual (21).

Esta teoría está bien apoyada, por las observaciones de la conducta sexual en el reino animal. Como se ha señalado, en los animales la "homosexualidad" es un término equivocado, y realmente se refiere a la bisexualidad o "ambisexualidad", o el comportamiento de monta con los animales de ambos géneros. Sólo hay unas pocas especies que tienen conductas del tipo de preferencias homosexuales (como en algunos primates, incluyendo los macacos japoneses) (21).

Este modelo, que sugiere que la evolución ha favorecido un mayor deseo sexual en los hombres, se apoya en las tasas de masturbación observados: No hay culturas humanas conocidas, en las que las mujeres se masturban con más frecuencia que los varones. Lo mismo es cierto para los primates no-humanos. Los monos Rhesus criados en aislamiento de sus padres (para evitar un comportamiento aprendido) mostraron mayores tasas de masturbación en los machos, lo que sugiere una diferencia innata en la intensidad del deseo sexual (21).

El modelo de efectos secundarios también ayuda a explicar por qué en los animales se pueden observar cópulas que se intentan fuera de sus especies, como el sapo Europeo fotografiado abrazando un "dedo humano, ya que sería una hembra de su especie" y un escarabajo australiano observado al intentar copular con una botella de cerveza. En los animales en cautiverio, privados de sus compañeros naturales, buscan el copular con parejas inusuales, como la hiena parda masculina observada copulando con frecuencia con su tazón de agua, el chimpancé que formó una relación sexual con un gato, y una gorila hembra inmadura, quien mostró un comportamiento casi-masculino hacia un perro. Los animales tienen claramente los impulsos sexuales de gran alcance que puede causar su comportamiento copulatorio indiscriminado, un efecto secundario comprensible porque los animales no copulan por haber tomado una decisión consciente para transmitir sus genes (18).

TRANSEXUALIDAD: la experiencia subjetiva.

La transexualidad es el desarrollo de una identidad de género que está en desacuerdo con la morfología de los genitales y características sexuales secundarias. Se ha definido la identidad de género de la siguiente manera: "La identidad de género es la propia categorización de la individualidad de uno como hombre, como una mujer o ambivalente."(2). En la psiquiatría norteamericana se les sigue considerando una alteración mental bajo en rubro de "Disforia de Género" (ver tablas 1 y 2).

Tabla 1

DISFORIA DE GÉNERO EN NIÑOS.
A. Una marcada incongruencia entre en género que uno siente o expresa y el que se le asigna, de una duración mínima de seis meses, manifestada por un mínimo de seis características siguientes:
1. Un deseo poderoso de ser del otro género o una insistencia de que él o ella pertenecen al género opuesto al del nacimiento.
2. En los niños hay una fuerte preferencia para travestirse o simular el atuendo femenino; en las niñas, hay una fuerte preferencia por vestir solamente ropas típicamente masculinas y resistencia para vestir ropas femeninas.
3. Preferencia marcadas y persistentes por el papel del otro

género o fantasías referentes a pertenecer al género opuesto.
4. Una marcada preferencia por los juguetes, juegos y actividades, habitualmente utilizados o practicados por el género opuesto.
5. Una marcada preferencia de compañeros del género opuesto al del nacimiento.
6. En los niños varones, un fuerte rechazo a los juguetes, juegos, y actividades típicamente masculinos, así como una marcada evitación por los juegos bruscos. En las niñas, un rechazo por los juguetes, juegos y actividades típicamente femeninos.
7. Un marcado disgusto por su propia anatomía sexual (caracteres sexuales primarios).
8. Un fuerte deseo por poseer caracteres sexuales primarios y secundarios correspondientes al género que se perciben.
B. El problema se asocia a un malestar clínicamente significativo o de deterioro social, escolar, u otras áreas de funcionamiento.

Tabla 2

DISFORIA DE GÉNERO DEL ADOLESCENTE Y ADULTO.
A. Marcada incongruencia entre el género que sienten o expresan y el que les asignan al nacer, por una duración mayor a los seis meses, y con un mínimo de dos de las siguientes características:
1. Una marcada incongruencia entre el género que sienten o expresan y sus caracteres sexuales primarios o secundarios
2. Un fuerte deseo de desprenderse de sus caracteres sexuales primarios o secundarios, a causa de la incongruencia con el sexo que sienten expresar.
3. Un fuerte deseo de poseer los caracteres sexuales, tanto primarios como secundarios

correspondientes al género opuesto.
4. Un fuerte deseo de pertenecer al otro género.
5. Un fuerte deseo de ser tratado como una persona del otro género.
6. Una fuerte convicción de que la persona tiene deseo y sentimientos típicos del género opuesto.
B. Hay malestares asociados, clínicamente significativos, con deterioro en lo social, laboral y escolar.

¿Cuál es el momento en el que un cuerpo aparece como parte del propio campo perceptual? Esta pregunta y varios otras sobre este mismo tema son importantes y relacionadas con lo que llamamos la estructura de la conciencia perceptiva. Este tipo de preguntas debe ser resuelta con tres enfoques: la fenomenología, la psicología y las neurociencias cognitivas.

CONCIENCIA DE SÍ MISMO COMO UN COMPORTAMIENTO APRENDIDO

Los seres humanos tenemos en el cerebro una zona especializada que procesa la información sensorial adquirida por los órganos sensoriales. Los cinco sentidos conocidos para los seres humanos son la vista, el oído, el tacto, el gusto y el olfato (también conocido como los sentidos exteroceptivos, que también incluyen el equilibrio). Además de estos sentidos básicos, que proporcionan al cerebro información externa sobre el mundo, las conexiones neuronales en todo el cuerpo, proporcionan al cerebro información sobre las diferentes partes que componen el organismo (3), así como las relaciones espaciales entre las diversas partes del cuerpo.

Un punto aparentemente obvio, que no se toma en cuenta, es que el cerebro se encuentra dentro de la cabeza del organismo, y que varios órganos sensoriales del organismo y conexiones sensoriales internas están situados en partes distales y específicas del cuerpo, y que están comunicando al cerebro de una manera específica. Este punto de vista es tal, que el flujo de información desde el entorno siempre contiene un subconjunto constante de información relacionada con el organismo. Todo esto se lleva a cabo desde etapas tempranas de la gestación. El sentido del tacto, por ejemplo, esta ya detectando lo que es propio del cuerpo, de lo que es extraño. La autopercepción se sigue desarrollando en los primeros años de vida. Un punto clave es cuando el niño puede identificar su imagen en el espejo, y reconocerse como si mismo (3).

Las personas transexuales también hacen este proceso. Los interesante es que a pesar de que se identifican a si mismos, hay una incoherencia con su percepción de género. Esta se manifiesta de manera natural, cuando se les pide que hagan tareas que culturalmente son asignadas a un genero en especial. Si este es opuesto al del nacimiento, hay un tipo de oposición a realizarlas, y al ser reprimido, castigado, hay una respuesta de asombro. Por ejemplo, una niña XX, que se percibe como varón, tendrá muchas dificultades en aceptar el utilizar vestidos, o jugar con muñecas. Esto, aún cuando no tenga hermanos a quien imitar o con quien comparar. Un niño XY, que se perciba como mujer, no tendrá problemas para usar un vestido o jugar a las muñecas, pero si le costará mucho trabajo vestir como un niño, y aún más desempeñar las actividades deportivas de un varón infante no transexual.

Es interesante, como los niños y niñas transexuales, parecen detectar de manera intuitiva, por llamarlo así, que algo de su manera de ser transgrede la norma social. En este sentido, estudios en el lenguaje y la serie de señales negativas en cuanto a las condiciones de género diversas, deberán de ser estudiados.

En la primera mitad del siglo XIX, al parecer como resultado del aumento de población urbana, se detectaron las primeras leyes en contra de personas que utilizan ropas incoherentes a su género aparente (el de asignación o nacimiento). En la década de los años cincuenta del siglo XIX, en varias ciudades de la unión americana se publican leyes municipales, que hacen ilegales para hombres y mujeres, el aparecer en público utilizando ropas que no pertenecen "a su sexo de origen".

Una de las muchas leyes al respecto es la de San Francisco EUA, de 1863:
"Si cualquier persona pudiera aparecer en lugares públicos, en estado de desnudez, o algún tipo de vestimenta que no pertenece a la que utilizan hombres o mujeres, o en un estado de exposición indecente de su persona, o ser culpable de conductas indecentes, o están en exhibición o actuando conductas lascivas, u otro tipo de actos inmorales con connotación sexual, deberá de ser considerado culpable, de un delito menor y ser convicto y además deberá de pagar una multa que no exceda a los $500." --Ley municipal de prohibición para utilizar vestidos del sexo opuesto. San Francisco California USA(27).

En este período desde 1848 hasta 1919 se hicieron públicas leyes parecidas en diferentes ciudades de Norteamérica. Lo anterior, es un indicio, de que cada vez era más evidente la presencia de personas transgéneros en el ámbito urbano de ese país. Los historiadores del movimiento de divergencia sexo genérica, han propuesto que las comunidades de este tipo sólo pudieron manifestarse, a partir de la segunda mitad del siglo XIX, cuando hubo surgimiento, de las ciudades industriales modernas, de la clase trabajadora. Las comunidades rurales, se han caracterizado por un Estado de interconexión e intimidad que clausurará las formas familiares y religiosas, con las prohibiciones de estas transgresiones del orden sexual y genéricas. En la medida, que crecieron las ciudades industriales, las personas pudieron tener ingresos al mismo tiempo que vivir sin la vigilancia íntima de sus conciudadanos (28).

En el caso de las comunidades lésbicas, debido a que las mujeres siguieron estando atadas a la familia paterna en primera instancia, y luego al esposo, no se detectan agrupaciones de esta naturaleza, sino hasta el siglo XX. Nuevamente, en parte por la corriente de liberación femenina, derechos civiles iguales para las mujeres, el ingreso a las fuerzas escolares y laborales de ellas (29).

En la medida que la influencia religiosa sobre estos temas fue disminuyendo, a fines del siglo XIX , a principios del siglo XX, una nueva fuerza moral ejerció las prohibiciones, que antes hacían las respectivas iglesias: ahora esto se centro en la medicina. En efecto, aun cuando las ciencias médicas empezaron a ser factores de conocimiento científico, respecto a la diversidad sexo-genérica, al estar formados sus miembros dentro de las clase dominante, y económicamente pudiente, además de conservadoras, sustituyeron y apoyaron la ideología religiosa, en donde se consideraba, que las personas de la diversidad sexo-genérica, eran desviados, invertidos, depravados y otra serie de epítetos, de los cuales el más común era el de enfermos sexuales (28).

Para entender la historia y las condiciones en las cuales surge el activismo contemporáneo de las personas de la diversidad sexo-genérica, hay que entender los cambios que se ubicaron en otras variables como fueron la raza, la clase social, la cultura, la sexualidad, el sexismo, y el conocimiento médico sesgado en un principio, que fueron una amalgama que amplificaba la ideología negativa respecto a estos fenómenos naturales, y en el caso de la homosexualidad y transexualidad catalizaron el surgimiento de la homofobia y transfobia respectivamente.

El poder social de la medicina creció entre el siglo XIX y el XX. Esto no quiere decir que la medicina como ciencia, no haya contribuido a salvar muchas vidas y mejorar la calidad de vida, para millones de personas en el mundo. Sin embargo, para finales del siglo XVIII, la ciencia fue reemplazando gradualmente a la religión, dentro de las autoridades sociales más elevadas. A mitad del siglo XIX la ciencia médica desempeñaba un papel central en la definición de los estándares de cada día. Sin embargo, la ideología central de la ciencia médica, tenía un propósito sesgado hacia los poderes políticos y religiosos, por ejemplo, se probaba científicamente el por qué las personas de raza afroamericana eran inferiores a los caucásicos. En un extremo de este tipo de delirio, estuvo involucrada la psiquiatría, que acuñó el término de "DRAPETOMANÍA", para connotar a las personas esclavas que escapaban de las plantaciones y haciendas adonde pertenecían como objetos o propiedades, diciendo que: "la tendencia a escaparse, era la manía de huir del destino manifiesto, para lo cual su raza había sido designada, es decir creada por Dios Nuestro Señor" (30).

El mismo fenómeno ocurrió con el psicoanálisis, que al popularizarse sirvió para estigmatizar aún más y culpar a los padres de las supuestas enfermedades o desviaciones. Los término pseudocientíficos, como "complejo de Edipo no resuelto" o "fijación en la fase anal-retentiva", eran los diagnósticos psicoanalíticos utilizado para esta condición. La homosexualidad masculina es una elección narcisista de objeto, dice Freud. El homosexual es un ser profundamente narcisista atado a su imagen, a su cuerpo y por supuesto a su sexo. Por otro lado se debe remarcar que éste profundo narcisismo no se puede traducir como egoísmo, de hecho el narcisismo del homosexual dadas sus condiciones excesivas e intransigentes hacen sufrir mucho a la persona.

La homosexual femenina quiere acceder al goce femenino, su pasión, rehusando pasar por el falo, rehusando ser no-toda, desmenuzando el significante a la letra. Por supuesto, que además de la retórica redundante sobre el falo no hay más aporte concreto de esta doctrina, que afirmar, que el homosexual se hace, y que la genética, y la evolución, no son santo de su devoción. Por lo tanto, si el homosexual se hace, entonces se puede "curar", y este resulta ser, el discurso oculto, que sigue subliminalmente con lo que las religiones han sostenido.

Las ciencias médicas se han comportado siempre, en este sentido, como una espada de dos filos, por un lado aportan información y conocimientos acerca de nuestra especie, pero por otro se ponen de lado del poder, económico, político, y religioso. En el caso de la diversidad sexo -genérica los conceptos de enfermedad salieron a relucir. Es la forma en considerar lo desviado de la norma. La medicina y los médicos en particular, con algunas excepciones, constituyen el cuerpo central y "seudocientífico" de lo que se consideraba normal (31).

En el caso del tema de este artículo, por la rama especial de la medicina, la psiquiatría, fue en especial una de las herramientas que más daño hicieron al movimiento de liberación de la diversidad sexo-genérica. Todavía, en esta década del siglo XXI, existen juicios civiles y retracciones públicas, de psiquiatras consultados que en su momento, no sólo consideraron parte de las enfermedades psiquiátricas a la homosexualidad y transexualidad, sino que además proponía curaciones, para revertir estas condiciones (32).

En Austria, Karl Heinrich Ulrich publicó una serie de títulos colectivos que denominó: "investigaciones sobre la incógnita de los hombres-mujeres enamorados." En estos artículos él desarrollo algunas teorías biológicas acerca de personas, que como él, que se definía un término latino: "anima muliebris virili corpore incula", que significaba "un alma femenina encerrada dentro del cuerpo masculino." Otro personaje con el cual Ulrich sostiene correspondencias al respecto fue un ciudadano húngaro nacido en Alemania, llamado Karl Maria Kertbeny, quien fue el que primero acuñó el término "homosexual" el año de 1869, para significar el amor entre dos personas del mismo sexo. Ambos médicos, podrían ser descritos en la terminología moderna como transexual y homosexual respectivamente. Ellos sostenían las bases biológicas de su condición, y por lo tanto la modificación de las leyes que restringía su expresión sobre la base racional, de una condición natural. Su esfuerzo, fue el primero en manifestar la naturalidad de la diversidad sexo–genérica (28).

Con la aparición de las primeras autoridades médicas y científicas en el terreno de la sexualidad, no se hizo sino confirmar la visión del siglo XIX, respecto a concebir los problemas sexo-genéricos como enfermedades, es decir problemas médicos. Una de las autoridades científicas sobre la sexualidad de este época fue Richard von Krafft-Ebing, quien publicó el año de 1886 su libro: "Psychopathia Sexualis". En donde destacan los términos "instinto sexual antipático" (el malestar para tener placer erótico en base al género opuesto), "Eviración" (cambios profundos en el carácter en donde un hombre tiene inclinaciones para volverse mujer), "defeminación" (cambios de carácter en donde una mujer tiene sentimientos e inclinaciones parecidos a los de nombre), y "la metamorfosis sexual paranoica" (una creencia psicótica en donde el cuerpo de las personas se transforma al género contrario). von Krafft-Ebing, hizo una descripción de personas llamadas "mujerados", que habían sido encontradas por los conquistadores españoles en América Latina, en especial en la zona del istmo de Tehuantepec (éstas corresponden a las muxes zapotecas) (33).

El psicólogo británico Havelock Ellis propuso el nombre de "inversión sexo - estética" que connotaba el deseo de parecerse al género opuesto. En el año de 1928, se inicia el uso de "Enoismo" , el cual se refiere a un caballero de la corte de Luis XVI, llamado Chavalier D'eon, que en varias épocas de su vida fue alternando, entre las condiciones masculina y femenina (Vg., como Orlando la novela de Virginia Wolf).

Orlando es una biografía ficticia (¡y tan ficticia!) de un caballero, el que da el título a la obra, que nace en el siglo XVI, durante el reinado de Isabel I de Inglaterra, y vive al menos hasta el primer tercio del siglo XX (la acción de la novela termina en el momento presente, en 1928, su fecha de redacción). Durante este tiempo, Orlando vive una apasionada historia de amor con una mujer rusa llamada Sasha -sin duda, los capítulos más bonitos del libro-, escribe un larguísimo poema, acepta un cargo como embajador en Constantinopla, cambia de sexo sin motivo aparente, vive un tiempo con unos gitanos, vuelve a Londres ya como mujer, se casa con un marino y conoce a algunas de las más destacadas personalidades literarias de la época -de todas las épocas en que vive.

En el año de 1910 Magnus Hirschfeld denomina a la condición de usar ropas del género opuesto como "travestí." Esta es la única palabra, del periodo entre los siglos XIX y XX, que persiste hasta la actualidad (28). Magnus Hirschfel fue una de las figuras centrales en los avances científicos y morales de la diversidad sexo -genérica. Él nace en Prusia en el año de 1868, obtiene su grado de medicina en la Universidad de Berlín en 1892. Sus contribuciones teóricas al estudio del género y la sexualidad, se puede condensar en la idea de "los intermediarios sexuales". Esa fue la idea, de que cada ser humano representa una combinación única de características sexuales, lo mismo que de rasgos combinados de ambos géneros, estos están vinculados a sus caracteres sexuales secundarios, a las preferencias eróticas, a las inclinaciones psicológicas y aspectos culturales de adquisición de hábitos y prácticas. Magnus Hirschfel, fue el editor de la primera revista científica para las variaciones sexuales: "Yearbook for Sexual Intermediaries", publicado por primera vez en 1899. Estando ya en Berlín, el fondo el

Instituto para las ciencias sexuales, en donde había una biblioteca, archivos, salas de seminarios y una clínica médica, en ese sitio se fueron almacenando una gran cantidad de documentos históricos, etnográficos, estudios de casos, con los detalles clínicos sobre la diversidad sexual y genérica a lo largo del mundo. El año de 1928, él fue el primer presidente y fundador de la liga mundial para la reforma sexual.

Magnus Hirschfel, fue un pionero en la consideración de los derechos de las personas tras géneros. Su primer libro al respecto, data de 1916 y se llama: "Los Travestis". Él trabajo con la policía de Berlín para terminar el hostigamiento y arresto de personas transgéneros. El personal de su instituto estaba conformado por personas transgéneros, desde la recepcionistas hasta las enfermeras. El círculo social de Magnus Hirschfel, incluida a personajes de la diversidad sexo genérica de su época como fue Dora Richter. Ella fue de las primeras personas con cirugía de reasignación bien documentada de hombre a mujer, en el año de 1931, procedimiento que fue supervisado por el propio Magnus Hirschfel. Algunos de los alumnos distinguidos de este adalid del estudio sexo genérico fueron el endocrinólogo austriaco Eugen Stainach, el primero que describió los efectos de las hormonas sexuales, testosterona y estrógeno en los cambios de la pubertad. Alumno también distinguido y continuador de su línea de investigación transexual fue Harry Benjamin, él de origen alemán, al emigrar a Estados Unidos de Norteamérica se convirtió en la autoridad número uno mundial en transexualidad, de tal forma que en algunos círculos médicos, lo que el describía como transexualidad, se llamó síndrome de Harry Benjamín (28).

Por supuesto que toda esta historia, no tuvo un final feliz. Al triunfar el nacionalsocialismo en Alemania, Adolfo Hitler en persona denunció a Magnus Hirschfel, que además de homosexual, era socialista y judío, como: "el judío más peligroso en toda Alemania." Temiendo por su vida, inició a partir de 1930 una serie de visitas a diferentes países, y finalmente emigró hacia la Riviera francesa en donde murió en el año de 1935.

La serie de películas y fotografías, en donde se ve a los nazis quemando libros, corresponden al Instituto fundado por Magnus Hirschfel, en Berlín, e incluso en el centro de esta hogueras aparece un busto de su fundador. La homofobia y transitoria nazis, eran signos inequívocos de su similitud con los totalitarismo de corte fascista. En España del Generalísimo Francisco Franco, y su intolerancia homofóbica cobro la vida de uno de sus más grandes poetas García Lorca (28). A quien apenas recientemente, se ha aceptado que los nacionalista de Franco, lo asesinaron por comunista, homosexual y Mason.

EL CERCLE HERMAFRODITOS.

Esta fue la primera organización conocida en los Estados Unidos de Norteamérica, en donde se inició el trabajo en lo que podríamos llamar ahora: problemas vinculados a la justicia social de los transgéneros. De este círculo, emanaron redes sociales que iban a influir en la organización de los movimientos sociales, de cuyos beneficios y efectos notamos sus frutos en la actualidad. En la Universidad de California-San Francisco, surgieron clínicas para el apoyo de las personas de la diversidad sexo-genérica. Esto ocurrió bajo la dirección de Karl Browman, en la clínica Langley Porter. La cual se convirtió en el centro de investigación y atención a la diversidad sexo genérica a partir de los años de las décadas 40 y 50. Los métodos utilizados, no fueron los más convencionales, ni siquiera se podría decir que eran en apoyo de la diversidad sexo genérica. Al inicio de la Segunda Guerra Mundial, en esta clínica se llevaron a cabo investigaciones sobre homosexualidad y su vinculación a las fuerzas armadas, se hacían pruebas para la detección de aquellas personas cuya orientación sexual se sospechaba o había sido detectada como homosexual. Sin embargo después de la guerra, la investigación se orientó en el descubrir las causas, y curación de la homosexualidad. Parte de sus trabajos consistían en la castración química y quirúrgica de ofensores sexuales, ampliando este tipo de concepto, no sólo violadores y pederastas, sino también a homosexuales que eran atrapados en redadas periódicas que se hacían en las comunidades Gay norteamericanas (28).

La incursión de los sexólogos de otras universidades, Alfred Kinsey entre otros, cambió el estilo y la ideología de esta clínica. La llegada de Harry Benjamín, en 1949, a este sitio fue un parteaguas en la orientación y filosofía de la clínica (34, 35).

En la década de los años 50 del siglo XX, se habían realizado apenas una docena de cirugías de cambio de sexo, la mayoría de las cuales se hacían en secreto. Un grupo de personas de la diversidad sexo -genérica, de familias acomodadas en Estados Unidos, empiezan un movimiento de unión y de una serie de publicaciones que se originan en el sur de California. Long Beach. Una de ellas fue "Transvestia: The Journal of The American Society for Equality in Dress" (la revista de la Sociedad americana para la igualdad en el vestido). Los personajes de este movimiento son Virginia Price, Louise Lawrence u Harry

Benjamin. Este culminó con la reasignación quirúrgica de Christine Jorgersen. El 1 diciembre 1952. Ella nace de padres emigrados de Dinamarca hacia Estados Unidos, en 1926. Logra una transformación genital mediante cirugía efectuada en Copenhague Dinamarca. No fue la primera cirugía de reasignación sexual, pero si la más publicitada. Las noticias al respecto de la prensa internacional, tuvieron el menos el mismo impacto que la coronación de la reina Isabel II de Inglaterra, y las noticias sobre el invento de la vacuna contra la polio. Todo lo anterior demostraba el interés del mundo respecto al fenómeno transexual. De pronto todos los reflectores se enfocaron a una condición que ha estado presente en la humanidad desde su inicio.

BASES BIOLÓGICAS DE LA TRANSEXUALIDAD.

Hay algunas hipótesis psicosocial sobre esta condición humanas, sin embargo, no se sabe en que momento ocurren, a lo largo de la gestación y cuales son los factores que las condicionan. Las modificaciones en las estructuras de la diversidad sexo-genérica están bien apoyado por la biología y genética. Hay variaciones en las estructuras cerebrales que expresan las conductas reproductivas en el hipotálamo.

Veale y cols (36) revisaron los estudios previos de esta condición. Reportaron que hay evidencia de un componente genético de la diversidad sexo-genérica, en base a estudios con gemelos y otros dentro de la concordancia de la familia y de los estudios que han analizado específicamente cierto grupo de genes. También informaron de evidencia en los niveles de andrógenos prenatales, que se correlacionan con la diversidad de género, a partir de estudios de relaciones de longitud de los dedos (2D: 4D) de los transexuales, y de individuos, los cuales son más propensos a tener una identidad de género-variante o síndromes e intersexuales, y condiciones de ovario poliquístico. Además, existe evidencia de que los transexuales tienen algunas partes de su estructura cerebral, que es mas similar al sexo atípico (al que sienten pertenecer), una mayor probabilidad de ser no-diestros, una mayor tendencia a reportar abuso infantil, y los transexuales de hombre a mujer, a tener un mayor número de hermanos varones mayores (36).

La relación entre la longitud de la segunda y la cuarta falanges de los dedos segundo y cuarto (2D: 4D) y la incapacidad de girar objetos de tres

365

dimensiones mentalmente, se cree que son un indicador de exposición elevada a niveles de hormonas sexuales en etapas prenatales (36). Las causas de la lateralidad no-diestra (zurdos o ambidiestros) no se entienden completamente. Existe alguna evidencia de que la no-diestro se asocia con un aumento de los niveles de andrógenos prenatales y el desarrollo de una falta de dominancia hemisférica.

El elevado número de hermanos mayores que se encuentran en los transexuales de hombre a mujer (HaM). También se descubre en los hombres homosexuales. Se ha propuesto que cada feto del sexo masculino, crea inmunización progresiva a los antígenos de receptores a testosterona, de tal manera que los próximos resultados feto masculino, tienen menos diferenciación de su cerebro hacia la masculinización (37, 38).

EFECTOS DE LA ORGANIZACIÓN DE HORMONAS SEXUALES DURANTE ETAPAS TEMPRANA DE DESARROLLO.

Las gónadas fetales se desarrollan bajo la influencia de una cascada de genes, que en los niños varones comienza con el gen determinante del sexo en el cromosoma Y (SRY) (39). La producción de testosterona y la conversión periférica de la testosterona en dihidrotestosterona, entre las semanas 6 y 12 del embarazo son esenciales para la formación del pene de un niño, de la próstata y el escroto. Sin embargo, el desarrollo de los órganos sexuales femeninos en el útero es principalmente en base a la ausencia de estos andrógenos. Una vez que la diferenciación de estos órganos sexuales se cancela, la diferenciación sexual del cerebro ocurre, por efectos de la organización permanente, de las hormonas sexuales en el cerebro en desarrollo (40). Durante la pubertad, los circuitos cerebrales que se han organizado en el útero serán activado por las hormonas sexuales, que hacen su irrupción en esta etapa de la aparición de caracteres sexuales secundarios.

El principal mecanismo responsable de la identidad de género y orientación sexual implica un efecto directo de la testosterona en el cerebro humano en desarrollo, como se muestra en los diferentes trastornos del tipo intersexual. El síndrome de insensibilidad completa a los andrógenos, es causado por diferentes mutaciones en el gen para el receptor de andrógenos (AR). Los afectados son varones XY que se desarrollan como mujeres y tienen una apariencia fenotípicas de mujer y fantasías "heterosexual", sin los problemas de incoherencia de género [142]. Cuando un feto varón tiene una deficiencia de

5 alfa-reductasa-2 o-17 b hidroxi-esteroides deshidrogenasa-3, ocurre que la testosterona periférica se transforme en dihidrotestosterona. Al nace se presenta como una "niña" con un clítoris grande. Estos niños XY, son generalmente criados como niñas. Sin embargo, cuando aumenta la producción de testosterona durante la pubertad, el 'clítoris' crece al tamaño de un pene, los testículos descienden, y los niños comienza a masculinizarse y se hacen más musculosos.

CONCLUSIONES

Nuestra especie está organizada de manera natural como el resto de las especies animales. Sin embargo, la cultura, crea un orden no natural. Es importante conocer el estado de estos temas, que a fuerza de repetirse crean la ilusión de "lo normal". En su libro: "La dominación masculina", Pierre Bourdieu (41), matiza lo expresado anteriormente diciendo: "hay una visión del mundo con la que el hombre (el varón), satisface su sed de dominio, una visión que las propias mujeres (y personas de la diversidad sexo-genérica), sus propias víctimas, han asumido, aceptando inconscientemente su inferioridad." Lo anterior, está aceptado como inherente a nuestras formas culturales. Bourdieu continua: " La fuerza del orden masculino se descubre en el hecho de que prescinde de cualquier justificación, la visión androcéntrica se impone como neutra y no siente la necesidad de enunciarse en unos discursos capaces de legitimarla. El orden social funciona como una inmensa máquina simbólica que tiende a ratificar la dominación masculina en la que se apoya: es la división sexual del trabajo, distribución muy estricta de las actividades asignadas a cada uno de los dos sexos (géneros), de su espacio, su momento, sus instrumentos." (41) .

Lo dicho por este filósofo francés se puede extrapolar al grupo de la diversidad-sexo genérica. El aprender que estas son condiciones naturales, que no se eligen, y que sin embargo han sido reprimidas y perseguidas por las instituciones religiosas, políticas y médica, sirve para ubicarnos desde una perspectiva diferente. Dentro de la teoría general evolutiva hay explicaciones para integrar la diversidad, no solo sexo-genérica, sino otras, como la sinestesia, las variaciones del carácter, la resistencia o permisividad para afrontar los cambios, la resiliencia ante la adversidad, la capacidad para detectar memes y el sentido del humor. Somos una especie compleja, pero en donde la diferencia es la norma, de no verlo así, seguiremos siendo los tuertos del mundo animal.

EL PSIQUIATRA ES QUIEN COORDINA LA REHABILITACIÓN DE UNA PERSONA TRANSEXUAL.

Endocrine Treatment of Gender-Dysphoric/ Gender-Incongruent Persons: An Endocrine Society* Clinical Practice Guideline
J Clin Endocrinol Metab, November 2017, 102(11):3869–3903

1.0 Evaluación de jóvenes y adultos.
1.1. Recomendamos que solo los profesionales capacitados en salud mental (MHP - PSIQUIATRAS) que cumplan con los siguientes criterios deben diagnosticar la disforia de género (GD) / incongruencia de género en adultos: (1) competencia en el uso del Manual Diagnóstico y Estadístico de los Trastornos Mentales (DSM) y / o la Clasificación estadística internacional de enfermedades y problemas de salud relacionados (ICD) con fines diagnósticos, (2) la capacidad de diagnosticar la incongruencia GD / género y hacer una distinción entre la incongruencia GD / género y las condiciones que tienen características similares (p. ej., trastorno dismórfico corporal), (3) capacitación en el diagnóstico de afecciones psiquiátricas, (4) la capacidad de emprender o derivar el

tratamiento apropiado, (5) la capacidad de evaluar psicosocialmente la comprensión, la salud mental y las condiciones sociales de la persona impactar la terapia hormonal afirmativa de género y (6) la práctica de asistir regularmente a reuniones profesionales relevantes. (Declaración de buenas prácticas sin clasificar).

Recomendamos que solo los MHP (PSIQUIATRS Y/O PAIDOPSIQUIATRAS) que cumplan con los siguientes criterios deben diagnosticar la congruencia GD / género en niños y adolescentes: (1) capacitación en psicología y psicopatología del desarrollo infantil y adolescente, (2) competencia en el uso del DSM y / o la ICD para fines de diagnóstico, (3) la capacidad de hacer una distinción entre la incongruencia GD / género y las condiciones que tienen características similares (por ejemplo, trastorno dismórfico corporal), (4) capacitación en el diagnóstico de condiciones psiquiátricas, (5) la capacidad de emprender o remitir para el tratamiento apropiado, (6) la capacidad de evaluar psicosocialmente la comprensión y las condiciones sociales de la persona que pueden afectar la terapia hormonal afirmativa de género, (7) una práctica de asistir regularmente a reuniones profesionales relevantes y (8) el conocimiento de Los criterios para el bloqueo de la pubertad y el tratamiento hormonal de afirmación de género en adolescentes. (Declaración de buenas prácticas sin clasificar)

1.3. Aconsejamos que las decisiones con respecto a la transición social de los jóvenes prepúberes con DG / incongruencia de género se tomen con la ayuda de un MHP u otro profesional experimentado. (Declaración de buenas prácticas sin clasificar).

Recomendamos contra el bloqueo de la pubertad y el tratamiento hormonal de afirmación de género en niños prepuberales con incongruencia de GD / género. (1 | ss)

1.5. Recomendamos que los médicos informen y aconsejen a todas las personas que buscan tratamiento médico afirmativo de género con respecto a las opciones para la preservación de la fertilidad antes de iniciar la supresión de la pubertad en adolescentes y antes de tratar con terapia hormonal del género afirmado tanto en adolescentes como en adultos. (1 |

s) 2.0 Tratamiento de adolescentes

2.1. Sugerimos que los adolescentes que cumplan con los criterios de diagnóstico para la incongruencia GD / género, cumplan con los criterios de tratamiento y soliciten tratamiento, deben someterse inicialmente a un tratamiento para suprimir el desarrollo puberal. (2 | ss)

2.2. Sugerimos que los médicos comiencen la supresión de la hormona de la pubertad después de que los niños y niñas exhiban por primera vez cambios físicos de la pubertad. (2 | ss)

2.3. Recomendamos que, donde se indique, los análogos de GnRH se utilicen para suprimir las hormonas puberales. (1 | ss)

2.4. En adolescentes que solicitan tratamiento con hormonas sexuales (dado que este es un tratamiento parcialmente irreversible), recomendamos iniciar el tratamiento utilizando un programa de dosis gradualmente creciente después de que un equipo multidisciplinario de médicos y MHP haya confirmado la persistencia de la congruencia GD / género. y suficiente capacidad mental para dar el consentimiento informado, que la mayoría de los adolescentes tienen antes de los 16 años. (1 | ss).

2.5. Reconocemos que puede haber razones convincentes para iniciar el tratamiento con hormonas sexuales antes de los 16 años en algunos adolescentes con DG / incongruencia de género, a pesar de que existen estudios mínimos publicados sobre tratamientos hormonales de afirmación de género administrados antes de los 13.5 a 14 años. Al igual que con el cuidado de adolescentes de los 16 años de edad, recomendamos que un equipo multidisciplinario experto de médicos y MHP maneje este tratamiento. (1 | sss)

2.6. Sugerimos monitorear el desarrollo clínico puberal cada 3 a 6 meses y los parámetros de laboratorio cada 6 a 12 meses durante el tratamiento con hormonas sexuales. (2 | ss)

3.0 Terapia hormonal para adultos transgénero

3.1. Recomendamos que los médicos confirmen los criterios de diagnóstico de incongruencia GD / género y los criterios para la fase endocrina del género.

transición antes de comenzar el tratamiento. (1 | s) 3.2. Recomendamos que los médicos evalúen y aborden las condiciones médicas que pueden ser exacerbadas por el agotamiento hormonal y el tratamiento con hormonas sexuales del género afirmado antes de comenzar ningun tratamiento. (1 | s)

3.3. Sugerimos que los médicos midan la hormona

niveles durante el tratamiento para asegurar que los esteroides sexuales endógenos se supriman y los esteroides sexuales administrados se mantengan en el rango fisiológico normal para el género afirmado. (2 | ss)

3.4. Sugerimos que los endocrinólogos brinden educación a las personas transgénero que reciben tratamiento sobre el inicio y el curso temporal de los cambios físicos inducidos por el tratamiento con hormonas sexuales. (2 | sss)

4.0 Prevención de resultados adversos y atención a largo plazo

4.1. Sugerimos una evaluación clínica periódica de los cambios físicos y posibles cambios adversos en respuesta a las hormonas esteroides sexuales y el monitoreo de laboratorio de los niveles de hormonas esteroides sexuales cada 3 meses durante el primer año de terapia hormonal para hombres y mujeres transgénero y luego una o dos veces al año. (2 | ss)

4.2. Sugerimos monitorear periódicamente los niveles de prolactina en mujeres transgénero tratadas con estrógenos. (2 | ss)

4.3. Sugerimos que los médicos evalúen a las personas transgénero tratadas con hormonas por factores de riesgo cardiovascular utilizando perfiles de lípidos en ayunas, pruebas de detección de diabetes y / u otras herramientas de diagnóstico. (2 | ss)

4.4. Recomendamos que los médicos obtengan mediciones de densidad mineral ósea (DMO) cuando existan factores de riesgo de osteoporosis, específicamente en aquellos que interrumpen la terapia hormonal sexual después de la gonadectomía. (1 | ss)

4.5. Sugerimos que las mujeres transgénero sin un mayor riesgo conocido de cáncer de seno sigan las pautas de detección de seno recomendadas para mujeres no transgénero. (2 | ss)

4.6. Sugerimos que las mujeres transgénero tratadas con estrógenos sigan un examen individualizado de acuerdo con el riesgo personal de enfermedad prostática y cáncer de próstata. (2 | sss)

4.7. Aconsejamos que los médicos determinen la necesidad médica de incluir una histerectomía total y una ooforectomía como parte de una cirugía de afirmación de género. (Declaración de buenas prácticas sin clasificar)

REFERENCIAS

1. Gallarda T, Amado I, Coussinoux S, Poirier MF, Cordier B, Olie JP. [The transsexualism syndrome: clinical aspects and therapeutic prospects]. L'Encephale. 1997;23:321-326.
2. Herman-Jeglinska A, Grabowska A, Dulko S. Masculinity, femininity, and transsexualism. Archives of sexual behavior. 2002;31:527-534.
3. Bodlund O, Armelius K. Self-image and personality traits in gender identity disorders: an empirical study. Journal of sex & marital therapy. 1994;20:303-317.
4. Lemma A. The body one has and the body one is: understanding the transsexual's need to be seen. The International journal of psycho-analysis. 2013;94:277-292.
5. Kraemer B, Delsignore A, Schnyder U, Hepp U. Body image and transsexualism. Psychopathology. 2008;41:96-100.
6. Cozolino LJ: The neuroscience of human relationships : attachment and the developing social brain. Second edition. ed. New York, W.W. Norton & Company; 2014.
7. Meyenburg B, Sigusch V. Kallmann's syndrome and transsexualism. Archives of sexual behavior. 2001;30:75-81.

377

8.   Kim KS, Kim J. Disorders of sex development. Korean journal of urology. 2012;53:1-8.

9. Hughes IA. Disorders of sex development: a new definition and classification. Best practice & research Clinical endocrinology & metabolism. 2008;22:119-134.

10. Wierckx K, Van Caenegem E, Pennings G, Elaut E, Dedecker D, Van de Peer F, Weyers S, De Sutter P, T'Sjoen G. Reproductive wish in transsexual men. Human reproduction. 2012;27:483-487.

11.   Beach FA. Animal models for human sexuality. Ciba Foundation symposium. 1978:113-143.

12.   Bailey NW. Evolutionary models of extended phenotypes. Trends in ecology & evolution. 2012;27:561-569.

13. Bailey NW, Macias Garcia C, Ritchie MG. Beyond the point of no return? A comparison of genetic diversity in captive and wild populations of two nearly extinct species of Goodeid fish reveals that one is inbred in the wild. Heredity. 2007;98:360-367.

14.   Bailey NW, Zuk M. Same-sex sexual behavior and evolution. Trends in ecology & evolution. 2009;24:439-446.

15. Bailey NW, Zuk M. Field crickets change mating preferences using remembered social information. Biology letters. 2009;5:449-451.

16.   Sommer V, Vasey PL: Homosexual behaviour in animals : an evolutionary

perspective. Cambridge ; New York, Cambridge University Press; 2006.

17. Harris AL, Vitzthum VJ. Darwin's legacy: an evolutionary view of women's reproductive and sexual functioning. Journal of sex research. 2013;50:207-246.

18. Harts AM, Kokko H. Understanding promiscuity: when is seeking additional mates better than guarding an already found one? Evolution; international journal of organic evolution. 2013;67:2838-2848.

19. Zuk M, Blley NW. Birds gone wild: same-sex parenting in albatross.
. Trends Ecol Evol 2008;2008:3.

20. Yaung LC, Zaun, B.J, Wanderwerf, E.A. Successful same-sex pairing in Laysan albatross.
. Biol Lett;4:3.

21. Gray PB. Evolution and human sexuality. American journal of physical anthropology. 2013;152 Suppl 57:94-118.

22. Rice WR, Friberg U, Gavrilets S. Homosexuality via canalized sexual development: a testing protocol for a new epigenetic model. BioEssays : news and reviews in molecular, cellular and developmental biology. 2013;35:764-770.

23. Jensen GD, Kales J, Abernethy V. Letter: Dominance, sexual preference, and sexism. The American journal of psychiatry. 1974;131:1413-1414.

24. Mainardi D, Mainardi M. Ethology and veterinary science. Folia veterinaria Latina. 1977;7:295-306.

25. Abernethy V. Dominance and sexual behavior: a hypothesis. The American journal of psychiatry. 1974;131:813-817.

26. Williams JB: Homosexuality in nonhuman primates : a bibliography, 1940-1992. Seattle, Wash., Primate Information Center, Regional Primate Research Center, University of Washington; 1992.

27. Murphy KP, Spear JM: Historicising gender and sexuality. Malden, MA, Wiley-Blackwell; 2011.

28. Striker S: Transgender History, Seal Press; 2008.

29. Ruíz V, DuBois EC: Unequal sisters : an inclusive reader in U.S. women's history. 4th ed. New York, Routledge; 2008.

30. Thomas A, Sillen S: Racism and psychiatry. New York,, Brunner/Mazel; 1972.

31. Citizens' Commission on Civil Rights (U.S.): Psychiatry's betrayal : in the guise of help : creating racism. Los Angeles, CA, Citizens Commission on Human Rights; 1995.

32. Clarke V, Peel E: Out in psychology : lesbian, gay, bisexual, trans, and queer perspectives. Chichester, West Sussex, England ; Hoboken, NJ, Wiley; 2007.

33. Mérida Jiménez RM: Hispanic (LGT) masculinities in transition. New York, PETER LANG; 2014.

34. Benjamin H: The transsexual phenomenon. New York,, Julian; 1966.

35. Benjamin H. Should surgery be performed on transsexuals? American journal of psychotherapy. 1971;25:74-82.

36. Veale JF. Prevalence of transsexualism among New Zealand passport holders. The Australian and New Zealand journal of psychiatry. 2008;42:887-889.

37. Blanchard R. The concept of autogynephilia and the typology of male gender dysphoria. The Journal of nervous and mental disease. 1989;177:616-623.

38. Blanchard R, Clemmensen LH, Steiner BW. Social desirability response set and systematic distortion in the self-report of adult male gender patients. Archives of sexual behavior. 1985;14:505-516.

39. Lombardo F, Toselli L, Grassetti D, Paoli D, Masciandaro P, Valentini F, Lenzi A, Gandini L. Hormone and genetic study in male to female transsexual patients. Journal of endocrinological investigation. 2013;36:550-557.

40. Cohen-Kettenis PT, van Goozen SH, Doorn CD, Gooren LJ. Cognitive ability and cerebral lateralisation in transsexuals. Psychoneuroendocrinology. 1998;23:631-641.

41. Bourdieu P: La dimination masculine. Paris, France, Editions du Seuil; 1998.

La psiquiatría tiene que permitir nuevas aproximaciones desde las perspectivas de la neurociencias, la antropología, biología evolutiva, genética y de las ciencias sociales. La medicina es su nucleo central, pero a diferencia de las demás especialidades médicas, en donde se centra el estudio en la afectación de un órgano o sistema, en psiquiatría tenemos que tomar en cuenta todos los apartados previos para explicar la fisiopatología y los recursos para el tratar cada dolencia en particular.

Por ejemplo, la esquizofrenia. Esta tiene una prevalencia mundial de alrrededor del 1 %, sin embargo tienen una taza reproductiva baja, se podria esperar por lo tanto que ya hubieran desaparecido estos enfermos. No ocurre asi, y esto a invitado a los biologos evolucionistas a proponer que la evolución del lenguaje y su complejidad, tuvo como efecto colateral la esquizofrenia, en base a un cableado de las diferentes conexiones entre los hemsferios cerebrales que coordinan esta funcion tan compleja.

Mientras que la depresión mayor, tiene una expresión diferente, va en aumento, y esto se ha explicado por cambios epigeneticos, es decir en la expresión del material genético que

382

se regula de manera deficiente, quizas, tambien sea el caso de las alteraicones de ansiedad.

Uno de los flagelos contemporáneo es la adicción a las sustancias. La mayoría de las cuales se ingieren por conductas de imitación grupal, por ensayo y error, o por prescripción médica. El problema central es que las personas que serán adictos tienen vulnerabilidad genñetica, y ellos observan que hay mejoria de algunas de las áreas de su funcionamiento, que estaban fallidas (V.Gr., la vulnerabilidad). Por ejemplo, una persona con atención deficiente, que con la nicotina puede entender y estar atento en clases, tenderá usar mas tiempo esta droga, hasta que son los síntomas de supresión los que lo mantendrán consumiendo.

Lo mismo una persona con ansiedad social, que solo se anima a interactuar con las demas personas bajo el efecto del etanol. Hay un punto, en donde ya no va a importar la interacción con las otras personas, sino el no dejar que aparezca el síndrome de supresión. En esta visión del fenómeno de la adicción a las sustancias, hay un tipo de automedicación, que si bien puede ser de utilidad al principio, va a acarrear una tolerancia, dependencia, sidromes de supresión, y una conducta constante de busqueda de esas drogas.

Los adictos a la cocaína, narran claramente que la primera experiencia con esa droga fue fantástica, superlativa, pero que en la medida que aumenta el uso del estimulante, ya no sienten el mismo efecto, no solo eso, sino que se la pasan evitando la supresión del efecto euforiante que es muy parecida a la depresión.

Un capítulo importante en la historia contemporanea de la psiquiatría, es la diversidad sexo genérica. Si bien, ya no son consideradas como enfermedades por las diferentes clasificaciones psiquiaricas o internacional de enfermedades, si requieren de nuestra atención. Primero por el largo proceso de auto reconocimiento y el acompañamiento que teemos que hacer con ellos en los procesos de reasinación hormonal y quirurgica. En segundo lugar la rehabilitacion psicologica y psicopedagógica para con las personas diversas y su entorno.

Es el psiquiatra el especialista encargado de orquestar a una serie de colegas de otras especialidades en el proceso de identificación, evaluación medica y psiquiátrica, las administtación de hormonas de reasignación, acompañar a la persona en los procesos de reconocimiento famiiar y legal. Finalmente dar las cartas de diagnóstico para procesos de tipo quirurgico, como reasignación sexual, y procesos estéticos diversos.

Algunas áreas en las que se reconoce el valor de la psiquiatría como parte del concierto de especialidades médicas, son en los trastornos del dormir, la obesidad mórbida, alteraciones neurodegenerativas y en general de medicina interna, en donde el cerebro y sus funciones se ven afectados. Es por esto que organismos internacionales como la Organización Mundial de la Salud, ha indicado que no se aisle a los enfermos diagnosticados primariamente como psiquiátricos, porque de esta manera se esta sesgando el manejo integral de una persona y sus diferentes niveles de interacción, desde el molecular, hasta los sustemas familiares y sociales. Esta es la psiquiatría moderna, un bosque con interacciones dinñamicas simpre.